中醫傳奇

主编 罗兴洪 赵霞

傅静 书

U0301230

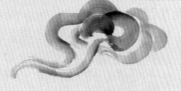

人民卫生出版社

图书在版编目（CIP）数据

中医传奇 / 罗兴洪，赵霞主编 . —北京：人民卫
生出版社，2019

ISBN 978-7-117-28127-0

Ⅰ.①中… Ⅱ.①罗… ②赵… Ⅲ.①中医学－普及
读物 Ⅳ.①R2-49

中国版本图书馆 CIP 数据核字（2019）第 030567 号

人卫智网	www.ipmph.com	医学教育、学术、考试、健康，购书智慧智能综合服务平台
人卫官网	www.pmph.com	人卫官方资讯发布平台

版权所有，侵权必究！

中 医 传 奇

主　　编：罗兴洪　赵　霞

出版发行：人民卫生出版社（中继线 010-59780011）

地　　址：北京市朝阳区潘家园南里 19 号

邮　　编：100021

E - mail：pmph @ pmph.com

购书热线：010-59787592　010-59787584　010-65264830

印　　刷：北京画中画印刷有限公司

经　　销：新华书店

开　　本：710×1000　1/16　　印张：13　　插页：8

字　　数：227 千字

版　　次：2019 年 4 月第 1 版　2019 年 4 月第 1 版第 1 次印刷

标准书号：ISBN 978-7-117-28127-0

定　　价：45.00 元

打击盗版举报电话：**010-59787491**　**E-mail：WQ @ pmph.com**

（凡属印装质量问题请与本社市场营销中心联系退换）

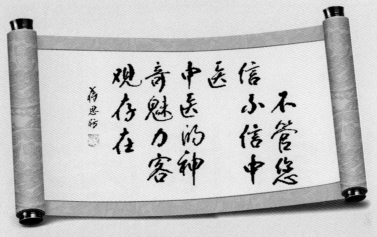

著名书法家蒋思昉为本书题字

主　编　罗兴洪　赵　霞

副主编　董盈妹　尤焱南　陶明珠

编　委　尤焱南　（南京中医药大学）

　　　　刘力维　（南京中医药大学）

　　　　刘亚南　（南京中医药大学）

　　　　刘海燕　（南阳市张仲景博物馆）

　　　　杨　磊　（南阳市张仲景博物馆）

　　　　孙　琴　（西南医科大学附属中医医院）

　　　　杨睿雪　（南京中医药大学）

　　　　邢琼琼　（南京中医药大学）

　　　　吴建新　（南京中医药大学）

　　　　辛　颖　（青海卫生职业技术学院）

　　　　江云东　（西南医科大学附属医院）

　　　　陆　远　（苏州大学附属儿童医院）

　　　　罗兴洪　（先声药业有限公司）

　　　　罗水祥　（四川省乐山市市中区人民医院）

　　　　周　涛　（南京中医药大学附属医院）

　　　　陶明珠　（西南医科大学附属医院）

　　　　赵　霞　（南京中医药大学附属医院）

　　　　郭　琴　（南京中医药大学附属医院）

　　　　黄春祥　（新加坡余仁生医疗综合有限公司／红茂桥＆三巴旺诊所）

　　　　董盈妹　（南京中医药大学）

　　　　谭　敏　（南京中医药大学）

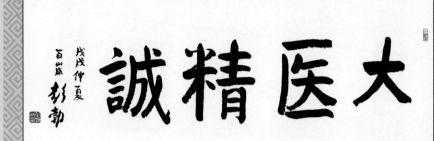

大医精诚

戊戌仲夏 百岁 彭勃

百岁将军彭勃中将为本书题词

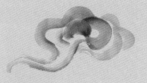

医者仁心

戊戌腊月 百岁 彭勃

百岁将军彭勃中将为本书题词

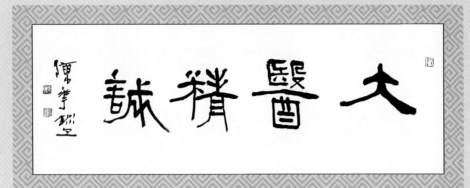

著名书法家陈华镒为本书题词

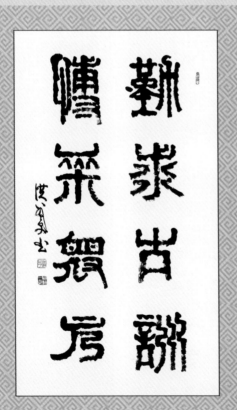

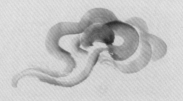

著名书法家洪谷子
为本书题词

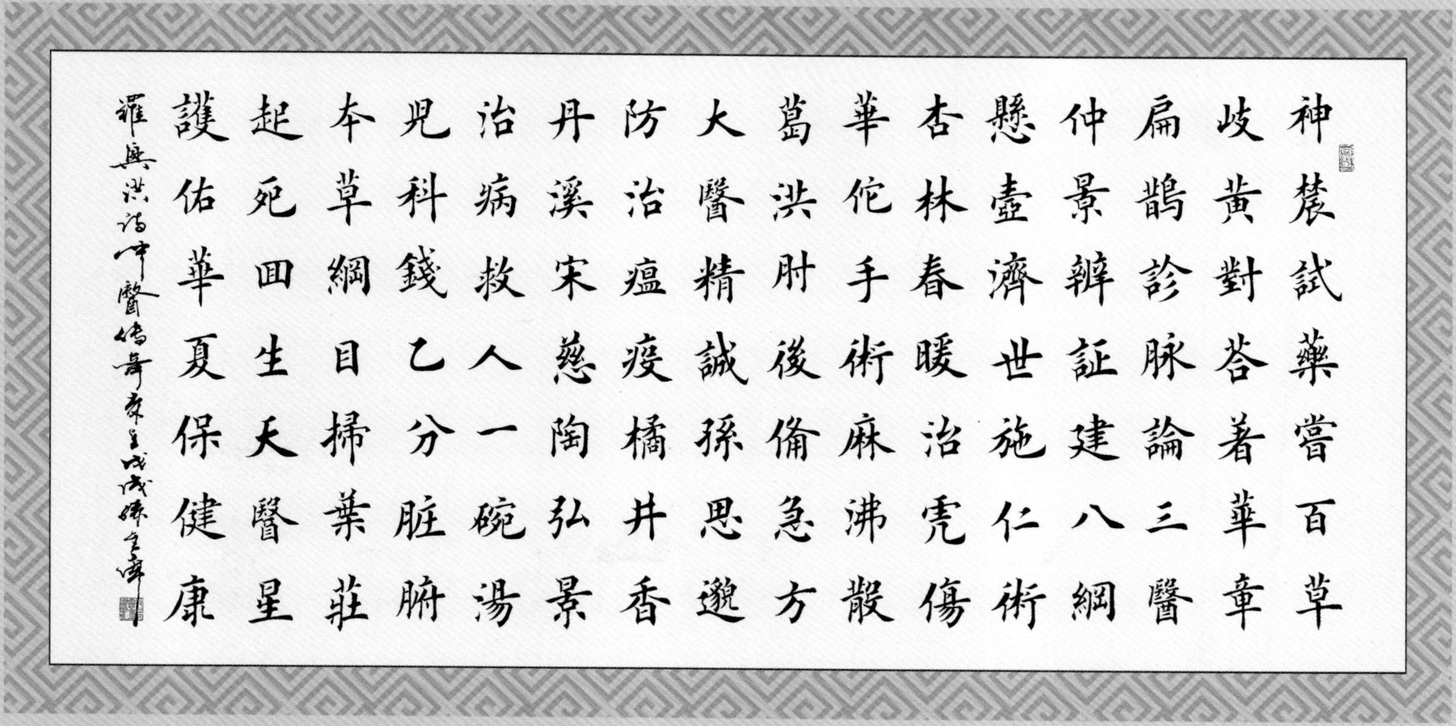

神農嚐百草，黃帝論醫綱，
扁鵲懸壺濟世，華佗施仁術；
張仲景傷寒論，孫思邈千金方，
李時珍本草綱目，橘井杏林春暖；
辨證施治，望聞問切診脈，
起死回生，懸壺濟世護蒼生；
試對證，達醫論，溫病丹溪、河間，
葛洪、陶弘景、葉天士、吳鞠通，
傳承中華醫藥，譜寫杏林傳奇，
起死回生，保健康，呈康莊。

著名书法家孙金库书作者《中医传奇》诗

主编简介

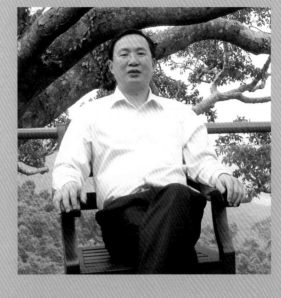

　　罗兴洪,中药学博士,主任中药师,南京中医药大学特聘教授、成都中医药大学兼职教授,海南医学院兼职教授。荣获省科学技术进步一等奖2项,国家科学技术进步二等奖1项。长期从事与健康有关的研究工作,先后主持或参与研究开发包括一、二类新药在内的新药十余项,获得授权发明专利近10项。被人民卫生出版社聘为人民卫生出版社中医药专家委员会委员,全国食品药品职业教育教学指导委员会委员。主编《活到天年的智慧》《中药传说》《名贵中药材识别与应用》《中国药酒精粹》《古今药酒大全》《中医药诗词歌赋谜联集》《三百味常用中药材识别与应用》《图说中药两百味》《中药制剂新技术与应用》《药食本草》《远离养生误区》等学术专著、科普图书30余本,发表学术论文40余篇。

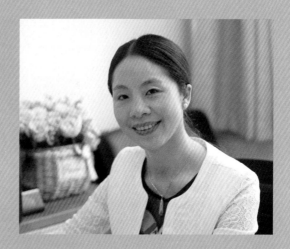

主编简介

赵霞,医学博士(后),南京中医药大学教授、南京中医药大学附属医院主任中医师、博士生导师。江苏省儿童呼吸疾病(中医药)重点实验室主任,江苏省高校"青蓝工程"中青年学术带头人,江苏省中医药领军人才培养对象;世界中医药学会联合会儿科专业委员会副会长兼秘书长,中华中医药学会儿科分会副主任委员;国家重大科技专项评委,国家自然基金二审专家。

主要从事小儿呼吸、消化疾病与中医体质及中医药标准化研究。主持国家自然科学基金面上项目 3 项、教育部霍英东基金项目 1 项、国家中医药管理局标准化课题 7 项、江苏省教育厅重大课题 1 项,参研其他各级课题 30 余项。作为主要完成人,科研成果获得教育部科技进步二等奖等奖励 19 项次。作为第一发明人获国家发明专利 1 项。主编、副主编、参编教材、专著 40 余本,发表学术论文 100 余篇,其中 SCI 论文 3 篇。主编《中医儿科学难点解析》,*Pediatrics in Chinese Medicine*,*Pediatrics in Chinese Medicine (Electronic version)*;副主编"十三五"规划教材《中医儿科学》《中医儿科学临床研究(第 2 版)》等。

神农试药尝百草,岐黄对答著华章。
扁鹊诊脉三医论,医圣辨证建八纲。
悬壶济世施仁术,杏林春暖治虎伤。
华佗手术麻沸散,葛洪肘后备急方。
大医精诚孙思邈,防治瘟疫橘井香。
丹溪宋慈陶弘景,治病救人一碗汤。
儿科钱乙论脏腑,本草纲目扫叶庄。
起死回生天医星,护佑华夏保健康。

中医学是以中医理论为指导,研究人类生命活动中健康与疾病转化规律及其预防、诊断、治疗、康复和保健的综合性科学。

中医学以阴阳五行作为理论基础,将人体看成是气、形、神的统一体,通过望、闻、问、切四诊合参的方法,探求病因、病性、病位,分析病机及人体内五脏六腑、经络关节、气血津液的变化,判断邪正消长,进而得出病名,归纳出证型,以辨证论治原则,制定"汗、吐、下、和、温、清、补、消"等治法,使用中药、针灸、推拿、按摩、艾灸、拔罐、气功、食疗等多种治疗手段,使人体达到阴阳调和而康复。中医治疗的积极性在于协助恢复人体的阴阳平衡,此外,中医学更深层的目标是帮助人类达到如同在《黄帝内经》中所提出的四种典范人物,即真人、至人、贤人、圣人的境界。

中医学,本身也叫汉族医学,简称汉医,起源于汉族,是由汉族人民发展出来的,它本身也是汉族文化体系的组成部分。1949年之前,汉医一词比较普遍。清后民国,也用国医来称呼。中国除了有中医学之外,还有藏族医学、苗族医学、蒙古族医学、维吾尔族医学、朝鲜族医学、傣族医学等民族医学。日本的汉方医学,韩国的韩医学,朝鲜称的高丽医学,越南的东医学都是以中医为基础发展起来的。

中医产生于原始社会,神农尝百草,后人编辑成《神农本草经》,黄帝常与

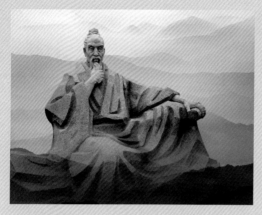

医圣张仲景

岐伯讨论医学，并以问答形式写成《黄帝内经》。春秋战国时期的扁鹊写成《难经》，奠定了中医学的切脉诊断方法，开启了中医学的先河。春秋战国中医理论已经基本形成，出现了解剖和医学分科，已经采用"四诊"，治疗法有砭石、针刺、汤药、艾灸、导引、布气、祝由等。西汉时期，开始用阴阳五行解释人体生理，出现了"医工"、金针、铜钥匙等。

东汉末年著名医学家张仲景，被后人尊称为医圣，他广泛收集医方，写出了传世巨著《伤寒杂病论》。它确立的"辨证论治"原则，是中医临床的基本原则，是中医的灵魂所在。张仲景对"八纲"（阴阳、表里、虚实、寒热）有所认识，总结了"八法"。华佗则以精通外科手术和麻醉闻名天下，还创立了健身体操"五禽戏"。唐代孙思邈总结前人的理论并总结经验，收集5000多个药方，采用辨证治疗，医学分科接近完备，并且统一了中国针灸由于传抄引起的穴位紊乱，出版《图经》。金元以降，中医的发展出现了一片繁荣，以刘完素、张子和、李东垣、朱丹溪金元四大家为代表的河间学派、易水学派等中医流派出现，极大地补充了中医学的理论，提出了许多新见解和新思路。明清以后，随着瘟疫的大范围流行，医学家们有感于用治疗狭义伤寒的方法来治疗温病的不足，经过数代医学家的努力，终于形成了一整套治疗温病的理论方法，温病学派由此诞生。在明朝后期成书的李时珍的《本草纲目》标志着中药药理学又一次的总结，对医学和自然科学做出了极大的贡献。同一时期，蒙医、藏医受到中医的影响。在朝鲜，东医学也得到了很大的发展，如许浚撰写了《东医宝鉴》。

中医乃我国"国宝"之一，有着数千年悠久的历史和辉煌的成就。鸦片战争前，中国医界一直是中医的一枝独秀。清朝末年，中国受西方列强侵略，国运衰弱。同时现代医学（西医）大量涌入，严重冲击了中医发展。列强入侵后，西学东渐，西医学也在中国落地生根，两种异质医学体系并存，冲突在所难免。在日益激化的中西医争论中，医界有相当一部分人对中医持轻视甚至反对态度，主张用西医取代中医，认为中医已落后于时代，是封建迷信的骗人把戏。中国出现许多人士主张医学现代化，中医学受到巨大的挑战。人们开始使用西方医学体系的思维模式加以检视，中医学陷入存与废的争论之中。

西医说西医比中医科学，哪一个脏器有病，哪一个系统有病，一检查就清清楚楚。但中医也有"四诊八纲"和脏腑学说，哪一个脏器、哪一个系统有病，同样都清清楚楚……只是没学过中医的人听不明白而已。就像当年美国的尼克松总统访华，周恩来总理让尼克松总统去观看了我国的针刺麻醉术，他亲眼目睹了医生仅用一根银针，针刺了几个穴位就进行了拔牙手术。当时，这是一个惊动世界的伟大创举。但当时无论中医如何解释，那些西医学者就是听不懂。

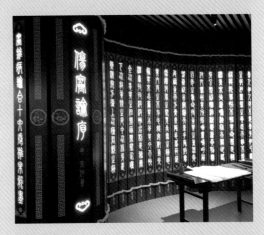

伤寒论序

很多人因为不能用西医的理论来解释中医，就认为中医不是科学。其实，中医与西医是两个不同的学科体系，当然不能用西医的理论来解释中医，就像物理和化学都是科学，但用物理的理论去解释化学，一样解释不清楚。或者说，佛教和基督教都是宗教，但用佛教的理论去解释基督教，一样解释不清楚，我们不能就因此认为基督教不是宗教。

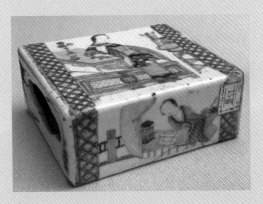

脉枕

什么是科学？科学是指在发展过程中形成了自己的系统理论，并在理论的指导下能重复实践的知识体系。中医在发展过程中，形成了自己独特的系统理论，在此理论的指导下，数千年来都在无数的中医工作者的实践中不断地重复，说明中医是一门不断发展和完善的科学。

其实无论是中西还是西医，

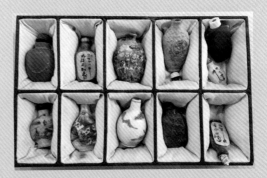

药瓶

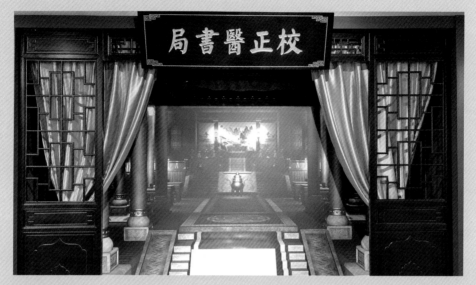

校正医书局

都是医药卫生事业的两个重要科学体系,西医重视局部,由器官至组织,然后到细胞,现在发展到分子,导致的结果是,头痛医头、脚痛医脚,在治病时,往往迷失方向。而中医更重视整体观、辨证观,从整体来考虑治病,如头发白,一般不会从头部来考虑诊治,而是从补肾活血来考虑。中医和西医各有所长,有些病用中医比西医更有效,如治腰膝酸软疼痛、胃热出血、月经不调、不孕不育、发烧等。

中医和西医的最大区别,也许就是"中医让你糊里糊涂地活,西医让你明明白白地死!"无论是什么医,只要是能治好病、医好人的"医"就是"好医"。其实有很多病,西医不仅治不好,而且还讲不明白,如梅尼埃综合征、肾病综合征、呼吸窘迫综合征、神经官能综合征、获得性免疫缺陷综合征、围绝经期综合征等,只要不明白病因病机的病就冠以"某某综合征",所以西医也不全是明明白白的。

近些年,有很多关于现代中医不如古代中医的言论,对于这个问题,我觉得既有真实性的方面,也有误解的成分。造成古代的个别中医比现代中医更强的原因是:①古代的中医,既学医,也学药,医生除了把脉看病外,他们还要亲自采药、炮制药,这样对药性更加了解,所以看病更有针对性。而现在的中医,一般都不研究中药,有的当了几十年的中医,都不认识中药;②古代的医生,均背诵中医经典,而现在的中医,很少有背诵中医经典的了。到了读硕士博士,因教育体制之故,为了发表论文毕业,不是研究、背诵经典,而是在那里做动物试验,舍本逐末,临床实践的时间也少;③古代名医几乎都练功,而现在的中医学生几乎都不练功,而且缺乏对练功的正确认识;④古代的名医,如扁鹊、华佗、葛洪、董奉、孙思邈等人,几乎都是修道之人。"道"是事物的客观规律,学中医,就要寻找生命的客观规律,因此能妙手回春,药到病除。而现在的中医生,在探求事物根本、寻求天人合一方面已逐渐淡薄;⑤古代的中草药大多是野生,基本无污染,而且按传统的方法炮制而成,疗效较现在的要好。

然而,现在中医的整体水平还是要高于古代中医的,因为现在有更多的人系统学习中医药理论,同时可以借助现代科技手段帮助诊断和治疗疾病,并有更多的人用于实践。而古代出现的大医家,都是数百年才出现一位。

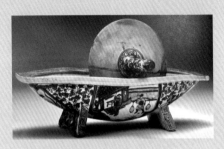

明代药碾

中医在五千年的发展过程中,在防治疾病、养生保健等方面做出了卓越的贡献,为中华民族的繁衍生息做出了不可磨灭的功勋,并产生了许多传奇故事。我们在工作之余,收集整理了这些典型的传奇故事,并编撰成书,详细介绍了这些名家的高尚医德、高超医技和中医药在治病救人方面的神奇魅力。

在编撰此书时,力求体现如下特点:

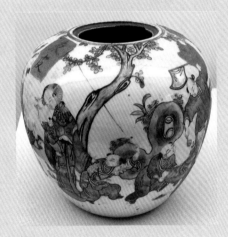

药罐

1. 分类科学合理。目前有类似的书籍出版,是按年代、按人物进行分类,这样虽然条理清晰,但类似于考古,不适用于学习掌握。本书按中医传奇故事的性质分类,分成中医基本常识、诊断用药传奇、医者仁心、大医精诚、七情六欲治病传奇、针灸外治传奇、中医传说故事等七个章节,分类更科学合理。

2. 图文并茂,便于阅读理解。为了向读者生动讲述一个个中医传奇故事,

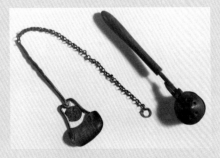

民国温灸器

我们配备了相应的图片,以加强读者对故事的理解。其中很多中医治病的实物图片和中医名家雕塑,既是文物,也是艺术珍品,均值得细细欣赏。

3. 融趣味性和实用性于一体。本书中的许多传奇故事,读起来趣味十足,轻松快活,增长读者的见识。同时里面一些治病救人的方法,又可作为借鉴,使用于生活之中,用于疾病的防治和养生保健。

"以工作为乐、以学习为乐、以助人为乐"一直是我的行为准则,故自号为三乐堂堂主。继承、宣传和弘扬中医药文化,让

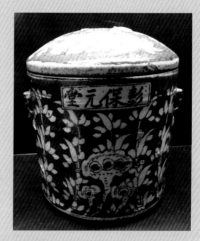

清代药罐

更多的人了解中医药、认识中医药、让中医药更好地为人类的健康事业服务,是我的夙愿。近几年,我逐步将我所学、所用、所研究的中医药相关内容进行了收集整理,并分类成册,出版发行,本书就是其中之一。希望读者阅读此书后,能够更相信中医药,热爱中医药并使用中医药,让中医药为我们的健康服务。然而因受知识面和写作水平所限,其中难免有失偏颇、错误遗漏之处,还望读者海涵和行家斧正。

三乐堂堂主兴洪
2018 年初夏于北京机场

目录

第一章　中医基本常识

一、中医常用术语和名词的来历

(一) 岐黄之术

　　黄帝,是中华各民族的共同祖先,姓姬,号轩辕氏。岐伯,是传说中的古代著名医家,黄帝的臣子。

　　相传黄帝和他的臣子岐伯都能治病,黄帝常与岐伯、雷公等臣子坐而论道,探讨医学问题,对疾病的病因、诊断以及治疗等原理设问作答,予以阐明,其中的很多内容都记载于《黄帝内经》这部医学著作中。其文简而意博,其理深奥有趣,是我国现存较早的一部医学典籍,被后世医家称为中医药学理论的渊源、最权威的中医经典著作,岐黄也被视为医家鼻祖。

　　后世出于对黄帝、岐伯医术的尊崇,遂将岐黄之术指代中医医术,并由此引申而专

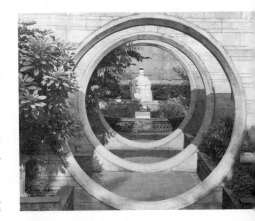

黄帝

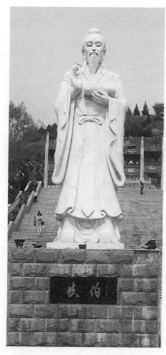

岐伯

指正统中医学,更多的则是作为中医、中医学的代称。直至今天,凡从事中医工作的仍是言必引用《黄帝内经》。

同时,由"岐黄"组合的新词,也各有自己相应的意义。如"岐黄之术""岐黄之道"指中医学术或医术、中医理论;"岐黄家"指中医生、中医学家;"岐黄书"指中医书;"岐黄业"指中医行业,等等。

(二) 青囊之术

青囊为古代医家的书囊,喻指医书,又衍义为医术。

据传,"青囊"典故和华佗有关。华佗"精于方药,兼通数经,晓养性之术",一生不求名利,不慕富贵,集中精力于医药的研究和实践上。他还不断总结自己行医用药的丰富经验,写成了医学著作。因华佗生前行医游走各地,为了携带方便,把自己的医学著作和生平所著的诊籍——医案,都装入青色的布袋即青囊之中,可惜那些珍贵的医籍未能得以流传。

据说曹操害了头痛病,请了不少医生医治都不见效,有人推荐了华佗。华佗诊断之后,说:"大王头脑疼痛,是因患了风病。病根在脑袋中,风涎出不来,服汤药没用。我有个治疗的方法:先饮麻沸汤,然后用利斧砍开脑袋,取出风涎,才能除掉病根。"曹操大怒道:"你这不是要杀我吗?"华佗曰:"大王应该听说我为关公治胳膊的事吧,他的胳膊中了毒箭,我为他刮骨疗毒,关公一点儿也不害怕;你这病与关公比不算大,为什么这么多疑呢?"曹操说:"胳膊痛可以刮,脑袋怎么能砍开?你一定与关公有私情,现在想趁这个机会来报复我吧!"便呼左右把华佗拿在狱中。

监狱中有个狱卒姓吴,人们称他为"吴押狱"。他敬重华佗的为人,每天拿酒食给华佗吃。华佗非常感激,告诉他说:"我快死了,遗憾的是我的医术还没有传到世上,而我的两个儿子都不能继承学医。现在你的深情厚意我无可报答;我写一封书信,你可派人送到我家,取来装在"青囊"之中的医书赠给你,这样你就可以继承我的医术了。"吴押狱非常高兴地说:"我如果得了这本书,就不干这个差使了,去医治天下有病之人,使先生的医术、医德继续流传。"华佗当即写了书信交给吴押狱。吴押狱到了金城,拿到了装在"青囊"中的医书,回到狱中,华佗检看后就把书赠给了吴押狱。吴押狱拿回家藏起来。十天之后,华佗死在了狱中。

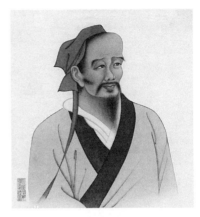

华佗

吴押狱买棺葬了华佗,辞了差役回家,想拿出装在"青囊"中的医书学习,却见他的妻子正在那里焚烧那些医书。吴押狱大吃一惊,连忙抢夺过来,可是全书已被烧毁,只剩得最后一两页。吴押狱非常生气,怒骂他的妻子。他的妻子说:"纵然学得与华佗一般神妙的医术,又能怎样?最后像华先生一样死在大牢之中,要它何用!"吴押狱唯有连连叹气。因此,华佗的医书没有流传下来,后世所传的一些阉(yān,切割)鸡、猪的小医术,正是烧剩下的一两页中所记载的。

因华佗的医术典籍都装于青囊之中,所以后世就将青囊指代医术典籍。

其实,青囊是用青黛(大青叶提取物)染布后制作成的青色布袋,以便于携带而远游。唐·刘禹锡《闲坐忆乐天经诗问酒熟未》云:"案头开缥帙,肘后检青囊。唯有达生理,应无治老方",其中"肘后检青囊"的青囊讲的就是医书,但根据诗义,也可以说医术。后遂将青囊喻医书。以此命名者有明代邵以正的《青囊杂纂》、清代赵濂的《青囊秘效方》。

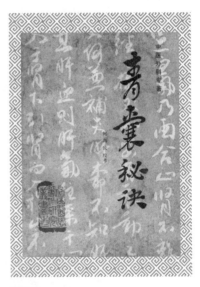

青囊

(三)"杏林"的来历

《三国志》注引中讲:交州刺史吴士燮患恶疾,已昏死了三天,董奉用自制的药物捧起吴士燮的头用水灌下去,不久吴士燮便睁开了眼睛,手足也能动弹了,半日后能起坐,四日后恢复语言能力,一切正常。附近群众慕名前来求医,董奉对贫困患者不取分文,只要求患者痊愈后就地植杏树。重病治好后种杏

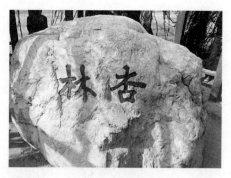

杏林

树五棵,轻病治好后种杏树一棵。几年后,该地已有杏树十万多棵。当时战争连绵,群众缺衣少食,为帮助群众度过艰苦岁月,董奉托人将杏子卖掉,再买来粮食救济周围的穷人。以后人们便称赞这片树林为"董仙杏林",甚至把医坛统称为"杏林",称赞医德高尚、医术精湛的医生为"誉满杏林"。

董奉为什么让人们种杏树? 主要原因是杏仁本身也是一种中药,是中医古老的、常用的止咳化痰药。而且杏仁与桑叶等配伍,可以防燥去火,杏仁还有润肤养颜的功效。有了杏树,董奉治疗疾病就可以就地取药材了。

(四)"堂"的来历

我国一些老字号的中医药店,多以"堂"相称,诸如"同仁堂""济生堂""长春堂""四知堂"等。有些药店演变到后来发展成制药厂,仍然保留着这些老字号,如北京的"同仁堂"、天津的"达仁堂"、杭州的"胡庆馀堂"、石家庄的"乐仁堂"、安阳的"明善堂"等,至今仍名扬四海内外。

中医药店为何称"堂"呢? 这还得从医圣张仲景说起。

尽管张仲景从小就厌恶官场,轻视仕途,但由于他父亲曾在朝廷做过官,对参加科举考试,以谋得一官半职很是看重,就要张仲景参加考试。古时的人以不忠不孝为最大耻辱,尽管张仲景很不情愿,但也不愿违背父命,落一个不肖之子的名声。因此,在灵帝时(约公元168—188年),他参加了考试并且中了"举人"。在建安年间(公元196—219年),被朝廷派到长沙做太守。

但他仍用自己的医术,为百姓解除病痛。在封建时代,做官的不能随便进入民宅接近百姓。可是不接触百姓,就不能为他们治病,自己的医术也就不能长进。于是张仲景想了一个办法,择定每月初一和十五两天,大开衙门,不问政事,让有病的百姓进来,他端端正正地坐在大堂上,挨个地仔细为群众诊治。他让衙役贴出告示,告诉老百姓这一消息。他的举动在当地产生了强烈的震动,老百姓无不拍手称快,对张仲景更加拥戴。时间久了便形成了惯例,每逢农历初一和十五的日子,他的衙门前便聚集了来自各方求医看病的群众,甚至有些人带着行李远道而来。

张仲景公开坐堂应诊,首创了名医坐大堂的先例,他的这一举动,被传为千古佳话。

后来，人民为了怀念张仲景，就把坐在药铺里给人看病的医生，通称为"坐堂医"。这些医生也把自己开设的药店取名为"××堂药店"，这就是中医药店称"堂"的来历。

（五）"抓药"的来历

孙思邈经常外出行医采药，无论走到哪里，只要有好的药材，他就不畏艰难困苦地去采药，或进入深山老林，或攀登悬崖绝壁，或穿越河川峡谷。因为采的药材很多，它们的性味功用又不相同，所以不能混杂放在一起。为了便于分类放置和使用，他就特意做了一个围身，在围身上缝制了许多小口袋，凡采到一种药材，就装到一个小口袋里，使用起来就方便多了。

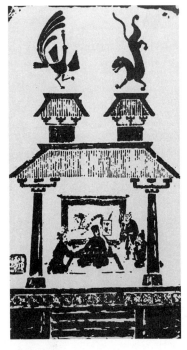

坐堂行医

一次，孙思邈行医采药来到一个村庄。忽然间一阵狗叫，只见有一妇女躺在地上，嘴里不断发出"唉呀唉呀"的痛苦喊声。原来这位妇女的小腿被狗咬伤了，鲜血直流。他急忙从围身口袋里拿出一种药来，给这位妇女敷上，不大一会儿，这位妇女小腿上的血止住了，疼痛也减轻了许多。她的丈夫赶来，见此情景，十分感激，忙拜谢药王的救治之恩。

药王就是这样采药走到哪里，行医治病到哪里。他给患者诊治后，就从口袋里抓出药来，因为药物配伍不需要很多，总是从小袋里一小撮一小撮地抓出来，所以人们就把它叫"抓药"。

后来，人们开药店，为了使众多药物不易混杂，更便于分类取药，店主也仿照药王的办法，将药柜内做成一个格子一个格子的小抽屉，小抽屉里再隔成三个或四个方格，来贮藏放置各种药材。小抽屉的外边写上中药名称，以便记取，

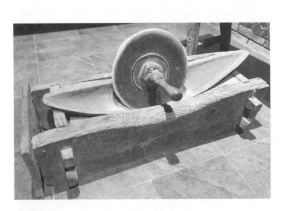

药碾

免于混淆。直至今天,患者到药店买药时,有的地方仍叫"抓药"。

(六)药葫芦作为中药店标志的来历

许多人不明白一些中药店门前都挂着一个药葫芦是何意思?其实这也有一段来历。《后汉书·方术列传·费长坊》里记载着这样一个典故:相传汉代的某年夏天,河南一带闹瘟疫,死了许多人,无法医治。有一天,一个神奇的老人来到这里,他在一条巷子里开了一个小小中药店,门前挂了一个药葫芦,里面盛了药丸,专治这种瘟疫。凡是来求医者,老人就从药葫芦里摸出一粒药丸,让患者用温开水冲服,就这样,喝了药的人都好了起来。此事一传十,十传百,便在许多地方传开了,后来一些行医者就以药葫芦作为中药店的标志,这一习俗一直传了下来。

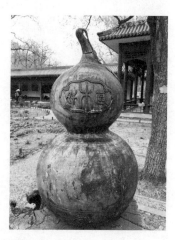

葫芦

(七)"药锅"称"急销"的来历

据《史记》载,汤液的始创者,是三千多年前商汤的宰相伊尹。伊尹原是商汤妻子陪嫁的奴隶,他聪慧灵敏、精明能干,还是位烹饪大师。根据烹调方法,他由此及彼,"撰用神农本草以为汤液",用当时的陶制盛具煎煮草药,第一次创制了汤液。

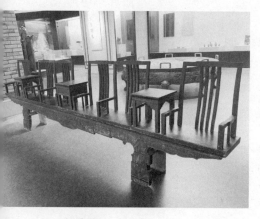

候诊凳

几千年来,煎药盛具也随着社会陶瓷业发展而发展,出现了形体各异、千姿百态的药锅、药罐、罐壶等煎药用具。

由于地域和风俗习惯的不同,对药具的使用和叫法也不尽相同。北方人习称药锅,南方人习称药罐,而在我国台湾、粤东和闽南地区,人们则把药罐习称为"急销"。为什么把它叫成"急销"呢?还有一段传说。

那是在宋仁宗景佑年间,我国闽南和台湾一带瘟疫流行,疫区人亡田荒,一片悲凉惨景。这时有位名叫吴本的名医,带领徒弟采药治病,救活了许多人,被海峡两岸同胞尊称为救苦救难的"医灵真人"。当时患病的人太多,所用药具又太杂,质量低劣,规格不一,以致影响药效,有的竟产生毒副作用。为了改变这一状况,吴本急忙赶往粤东地区,选择厂家,研制模型,统一规格和质量标准,烧制了一批批质量高、价格低的药罐投放市场,供老百姓急用。但当时老百姓闻药色变,忌讳"药罐"二字,临时又没有一个恰当的名字来代替。商人讲利润,急着要推销,眼下此物百姓正急着用,就急中生智,叫它"急销",也寓意病痛迅速消除,双方都图个吉利。

就这样,"急销"就作为药罐的代名词,在台湾、闽南、粤东民间叫开了。

(八)为何将药渣倒在地上

在四川、江苏、河南等地至今还流行着一种"倒药渣"的习俗,就是病家把煎过的药渣,倒在过往行人的岔路口,让千人踏、万人踩,因为俗谚有"药渣倒出门,疾病不缠人"和"一经他人双脚踏,病魔就被众人压"之说。据说,这可以驱病出门,托人消灾,或被行人带至别处,不再作怪害人,患者能够尽快痊愈。其实将药渣倒在地上的习俗,与药王孙思邈有关:

相传一天,孙思邈吃过午饭,独自一人游至西关桥头,看见一位老者端着药砂锅往大门外倾倒药渣,孙思邈好奇地走上前去,问老者说:"老先生,您为什么将药渣倒在门口呀?"老者说:"我吃了十几剂汤药了,浑身还是湿痛,四肢老是没力,总是治着不中,我也不吃药了,好了便罢,不好也该死了,所以把药给全倒掉。"

孙思邈听后便慢慢地与老者聊起了家常,说了一会儿很投机,孙思邈就顺着话意问老者:"您是咋得的病?"老者说:"十天前被雨淋着了,浑身困乏,发烧无力。"孙思邈说:"我也是医生,能否给您看看?"老者爽快地说;"中。"孙思邈就为他切脉,接着又蹲在地上拨开药渣,一样一样地查看,然后对老者说:"老先生的病没有好,是因为抓的药不行,我再给您重新开方,吃着中就算了,吃着不中您去山林街找我,我叫孙思邈。"老者按照孙思邈开的方,抓药煎服后,很快就痊愈了。

这件事很快就传开了,从禹州到河南各地,许多人家都把患者服剩下的中药渣

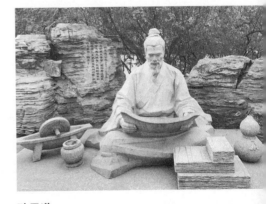

孙思邈

倒在门口,盼着有高明的医生看到药渣后,开出好方,使患者早愈。这种习惯一直流传到现在。现在一些住在城市里的人,也会吃中药后把药渣倒在小区的路上。

但现在很多人对药渣倒在地上的典故不了解,以为将药渣倒在路中间,人来人往将药渣踩碎踢飞,患者的病就会好;有的地方以为把药渣倒在十字路口或丁字路口,让众人脚踩车压药渣子,这样病魔就找不到家,患者的病也就消除了。

(九) 天医星的来历

叶天士在医林同行称其是"杏林怪才",民间百姓却管之为"妙手神医",皇家称其为"医痴",民间多称其为"天医星"。

有年夏天,江西张真人路过苏州吴中县,重病不起,几近危殆,高热神昏,腹胀如鼓。张道士自己施法救治,终不见效,后又请多个医生调治无效,已经气息奄奄,只好请来叶天士诊治。

叶天士辨证施治,力主下法,开了一剂"白虎承气汤"。服用后便拉下燥屎数枚,张天师死里逃生,服药一剂即转危为安,连续服药几剂病就痊愈了。

张真人万分感激,打算用厚礼答谢叶天士。叶天士悄悄地在其耳旁说:"真人若想厚报我,千万不要送给我财物,只是在某日某时过万年桥时,你与一些人在桥上停留一会儿,就说桥下有天医星,你们从桥上过去,是对天医星的不恭。"真人爽快地答应了。到了二人约定的时间,叶天士的小舟就停在桥下,张真人

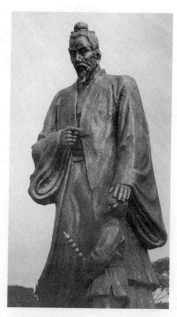

天医星叶天士

果然对众人说,"我患病的那天,梦见天神指点我,说我这病非叶天士不能治,他是'天医星'下凡。现在天医星在桥下,我们从桥上路过,是对天医星的不恭,我们还是改道走吧。"

从此,叶天士为"天医星"的传说,就在苏州、扬州一带传播开来。

二、中医成语典故

（一）上医治未病

魏文王曾询问名医扁鹊说："你们家兄弟三人，都精于医术，谁的医术最好呢？"扁鹊答："大哥最好，二哥差些，我是三人中最差的一个；只是我被世人推崇备至。"

魏文王不解地说："请你介绍得详细些。"

扁鹊解释说："大哥治病，是在病情发作之前，那时候患者自己还不觉得有病，但大哥就下药铲了病根，使他的医术难以被人认可，所以没有名气。二哥治病，是在病初起之时，症状尚不十分明显，患者也没有觉得痛苦，二哥就能药到病除，使乡里人都认为二哥只是治小病很灵。我治病，都是在病情十分严重之时，患者家属心急如焚。此时，他们看到我在经脉上穿刺，用针放血，或在患处敷以毒药以毒攻毒，或动大手术直指病灶，使重患者的病情得到缓解或很快治愈，所以我名闻天下。其实，比起我大哥和二哥来，我的医术是最差的。"魏文王大悟。

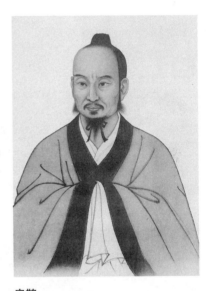

扁鹊

两千多年前，《黄帝内经》中提出"上医治未病，中医治欲病，下医治已病"，即医术最高明的医生并不是擅长治病的人，而是能够预防疾病的人。可见，中医历来防重于治。"上医治未病"：以食物味色，聚其精气。食补胜于药补；"中医治欲病"：以药物味性疗之，调其阴阳；"下医治已病"：治疗重症，以毒攻毒救其命也亡其命也。

（二）卢医国手

《史记·扁鹊列传》里说，扁鹊"家于卢国，因命之曰卢医也"。扁鹊生于周代安王元年（公元前401年）前后，卒于赧王五年（公元前310年）。他年轻时曾拜桑君学医，并不断吸收和总结民间医疗经验，从而逐步成为一代名医。

扁鹊,春秋战国时代名医,医术精湛,所以人们就用传说中的上古轩辕时代的名医扁鹊的名字来称呼他。《史记》中记载他是渤海郡的一名大夫,而卢医则是指他的出生地在卢国。由此可见,"扁鹊"是古代医术高超者的一个通用名词。秦越人也被称为"扁鹊",按照古人的传说,医生治病救人,走到哪里,就将安康和快乐带到哪里,好比是带来喜讯的喜鹊,所以古人把那些医术高超、医德高尚的医生称作"扁鹊"。而这个出生在卢国、名叫秦越人的医生医术高明、学识渊博,走南闯北、治病救人,顺理成章地被人们尊敬地称作"扁鹊",也叫卢医。

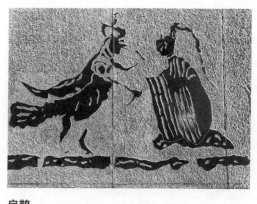

扁鹊

扁鹊精于内、外、妇、儿、五官等科,应用砭刺、针灸、按摩、汤液、热熨等法治疗疾病,被尊为医祖。相传扁鹊曾医救虢太子,扁鹊死后,虢太子感其再造之恩,收其骨骸而葬之,墓位于今永济市清华镇东。扁鹊年轻时虚心好学,刻苦钻研医术。他把积累的医疗经验,用于平民百姓,周游列国,到各地行医,为民解除痛苦,是中医理论的奠基人。

(三) 起死回生

春秋战国时期,有一天扁鹊路过虢国。听说虢国太子死了,扁鹊来到虢国国君的宫门口,询问一个懂得医术的中庶子说:"太子得了什么病,为什么国都的人都在祈祷求神,把一些应该做的事都耽搁了?"中庶子说:"太子的病,是血气不正常,交错不能排泄,外面突然发作,就损害了内部。正气不能制止邪气,邪气积聚却不能排泄,因而阳气缓慢,阴气急促,所以突然昏倒死去。"扁鹊问:"他死了多长时间了?"中庶子说:"从早上公鸡啼鸣到现在。"扁鹊问:"收殓了吗?"中庶子说:"还没有,他死了还不到半天时间呢。"扁鹊说:"我是齐国渤海郡的秦越人,听说太子不幸死了,或许我能让他活过来。"中庶子说:"先生该不会是欺骗我吧?为什么说太子能够救活呢?"扁鹊仰天叹息说:"老夫子谈论医道,就像从竹管里看天空,从缝隙里看花纹。我讲究的医道,是不需要按脉搏、望气色、听声音、看形态,只要说出生病的地方,听说病在背部的情况,就能推断腹部的情况;听说病在腹部的情况,就能推断背部的情况。病因可以从外表得到印证。如果你认为我的话是不真实的，可以试着进去诊视太子，就会听到他的耳朵有声响，鼻孔还偶尔在张合，抚摸他的两腿根部内侧，应该还会感到温暖。"中庶子就把扁鹊的话进去报告了虢国国君。

虢国国君听了，大为吃惊，出来在中阙接见扁鹊，说："我很久以来就听说过你崇高的行为，却很遗憾没有亲自见到你。先生经过小国，如果能救活我的儿子，我们就太幸运了！"扁鹊说："像太子这样的病，就是人们所说的尸厥。太子

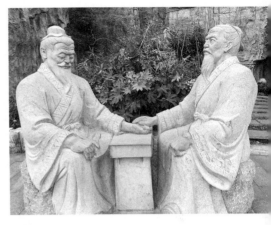

扁鹊把脉

其实并没有真死。"扁鹊于是叫徒弟子阳磨针磨石，选取外三阳和五会的穴位扎针。不一会儿，太子就苏醒过来。扁鹊又叫弟子子豹准备五分之熨，用八减之剂一起煮了，用来轮番熨着两边胁下，太子就能坐起来了。再恢复阴阳调和，只是服用汤药，太子两旬就复原了。从此，天下的人都认为扁鹊能够"起死回生"，可以把死人治活。扁鹊说："我并不能把死人治活，这些人本来应当活的，我只是能让他起来罢了。"

（四）病入膏肓

鲁成公八年的时候，晋景公杀了晋国的大夫赵同和赵括。后来由于他自己有病，晋景公就在鲁成公十年（公元前581年）的五月间，把大儿子立为晋国的君主。

后来，晋景公做了一个梦，梦见有一个恶鬼，长长的头发披散着一直拖到地上，一边拍打着胸膛，一边对着他又跳又嚷："你杀了我的孙子，这是不义的行为！天帝就要为我伸冤了！"说话间，那鬼打破了大门和景公的卧室门冲了进来。晋景公非常害怕，跑到另一间屋里，那个鬼紧追不舍，又破门而入。后来有人说，这是赵括爷爷的鬼魂。晋景公吓醒之后，便把"桑田巫"召来。结果这位巫师说出的情况与他梦中所见完全相符。景公便问道："那结果会怎么样呢？"巫师说："你吃不成新收的麦子了"。晋景公的病很快就加重了，于是派人去秦国求医。秦国的国君派了医缓来给他治病。医缓还没到，晋景公恍惚做了个梦，梦见他的病变成了两个童子，正悄悄地在他身旁说话。

一个说："那个高明的医缓马上就要来了，我看我们这回难逃了，我们躲到什么地方去呢？"另一个说道："这没什么可怕的，我们躲到肓的上面、膏的下面，无论他怎样用药，都奈何我们不得。"

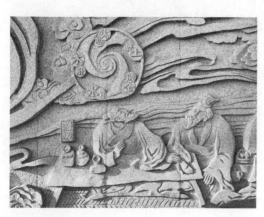

医缓行医图

不一会儿，医缓到了，立刻被请进了晋景公的卧室替晋景公治病。诊断后，那医生对晋景公说："这病已没办法治了。疾病在肓之上，膏之下，用灸法攻治不行，扎针又达不到，吃汤药，其效力也达不到。这病实在是没法子治啦。"

晋景公听了，心想医生所说，果然与自己梦见的两个小孩的对话一样，便点了点头说："你的医术真高明啊！"说毕，叫人送了一份厚礼给医生，让他回秦国去了。

六月丙午这天，晋景公想尝新麦，派农人献上新麦，由庖人烹调。这时景公把桑田的巫人叫来，将煮好的新麦给他看，然后杀了他。将要吃新麦的时候，景公肚子突然发胀起来，走到厕所，跌入厕所里死了，他果真没有吃到新麦。

"病入膏肓"形容病情严重，无法医治，比喻事情到了无法挽救的地步。

（五）杏林春暖

"杏林"典出三国时的神医董奉。董奉（约公元 169—280 年），字君异，东吴侯官（今福建长乐）人。晋永嘉元年（公元 307 年）诰封为"太乙真人"，号"碧虚上监"。宋宣和二年（1120 年）诰封为升元真人。

董奉年轻时在家乡当小官，后在交州施医济世。据晋·葛洪《神仙传》讲，三国时候，吴国地方有个刺史，中毒得病，请了董奉去治疗。可董奉赶到时，患者已经死去 3 天了。董奉是一个实在的人，就是人死了，也要诊一诊，看一看。当他诊了死人的脉后，脸上突然现出喜容："这人脉搏还在跳，还有救！"他忙从药囊中取出三粒丸药塞进死人的嘴里，用温水灌服，并用手在其胸腹部推拿。过了一会儿，死者四肢慢慢舒展，脸上显现血色，不几天，渐渐恢复了健康。他因此名噪当世，被尊为医仙，与华佗、张仲景并称"建安三神医"。

董奉居山不种田，白日为人治病，不索取诊金。如遇危重患者，治愈后，让患家栽五棵杏树；看好轻病，只须栽一棵杏树。由于他医术超群，每天门庭若市，前来求治的人很多，几年之后，杏树郁然成林，达十万株之多，引来山中百禽群兽玩耍游戏。杏子熟了，他在林中盖了个草仓，告示人们说："想要买杏的人，不需要来

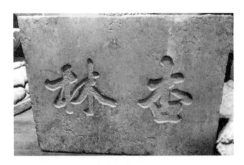

杏林

给我说，只需将一升谷子留下，就可以自己取一容器的杏子走。"董奉将杏子换来的粮食，赈济贫困人和旅途盘缠不足的求医人。这样，他的杏林帮助赈救了无数生命。

为了感激董奉的德行，有人写了"杏林春暖"的条幅挂在他家门口。直到如今，有些医生在救死扶伤之后还会收到患者送来的"杏林春暖""誉满杏林""虎守杏林"等锦旗。杏林一词已经成为中医家的专用名词，被用来赞美像董奉那样的苍生大医，也常用这类话语称颂医生医术的高明和医德的高尚，医家也常以"杏林中人"自居。

（六）虎守杏林

相传一天，董奉行医回家，突然看到一只老虎趴在路上，董奉开始吓了一大跳，以为老虎会吃他，但老虎非但没有饿虎扑食的凶相，反而喘气流涕、满脸苦楚。老虎看见董奉便不断叩首呻吟，并抬前爪指口，似是乞怜求救。

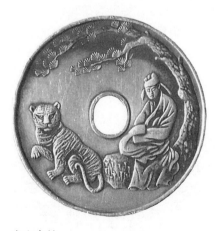

虎守杏林

董奉明白了老虎的意思，便唤虎张开嘴让其望诊，见一锐骨卡住了老虎的喉咙。董奉轻抚虎首，叫虎明早在原地候他来医治，虎点头后离去。第二天早上，董奉与虎均按时赴约，为防老虎因痛兽性发作而咬伤自己，董奉将连夜赶制的铜环放进虎口撑住老虎的上下颚，顺利取出锐骨，并抹上去腐生肌的药膏，被救的老虎摇动尾巴点头致谢，随后转身而去。

数日后，虎痊愈，为报董奉救治之

恩,虎寻至杏林草堂,为董奉值守杏林。董奉给人看病不收钱,只叫患者根据病情不同,种植不同数量的杏树,杏子熟后,他就在杏林里用草盖了一间仓房,并告诉人们,想要买杏的不用告诉他,只要拿一筐粮食倒进仓房,就可以装一筐杏子走。曾经有个人拿了很少的粮食,却装了很多的杏,这时杏林里的老虎突然吼叫着追了出来,那人捧着装杏的罐子急忙往回跑,由于惊惶逃命,一路上罐里的杏子掉出去不少。到家一看,剩下的杏正好和送去的粮食一样多。有时有人来偷杏,老虎就一直追到偷杏人的家中把他咬死,死者的家人知道是因为偷了杏,就赶快把杏拿来还给董奉,并磕头认罪,董奉就让死者复活。

后人传颂"虎守杏林"的故事,意在褒扬董奉与自然和谐相处及董奉艺高胆大、不畏凶险、普度众生的高尚医德。

(七) 华佗再世

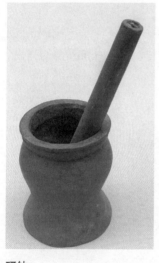

研钵

华佗是后汉著名医家,精通内、外、妇、儿各科,尤其擅长外科,施针用药简而有效,行医各地,声名颇著。

华佗发明了麻醉药,名字叫麻沸汤,如果有人患了重病,让患者服下,患者像醉死一样,这时用尖刀剖开患处,再用药水清洗,患者感觉不到疼痛,然后用药线缝合切口,敷上药;一个月左右就痊愈了。有一个人,被犬咬了脚趾,接着长了两块肉,一个痛一个痒,都难以忍受。华佗说:"疼痛的里面有十根针,发痒的里面有两枚黑白棋子。人们都不信。华佗用刀割开,果然如此。华佗医术高明,古典名著《三国演义》中则有他为关羽刮骨疗伤的故事。

有一郡守得了重病,华佗去看他。郡守让华佗为他诊治,华佗退了出来,对郡守的儿子说:"你父亲的病和一般的病不同,有瘀血在他的腹中,应激怒他让他把瘀血吐出来,这样就能治好他的病,不然就没命了。你能把他平时所做过的错事都告诉我吗?我要信斥责他。"郡守的儿子说:"如果能治好父亲的病,有什么不能说的?"于是,他把父亲长期以来所做不合常理的事情,全都告诉了华佗。华佗写了一封痛斥郡守的信留下,郡守看信后大怒,派捕吏捉拿华佗,但没捉到,郡守盛怒之下,吐出一升多黑血,他的病就好了。

又有一位极漂亮的姑娘,已经过了结婚的年龄,可是仍没有嫁人,因为长期以来她的右膝长了个疮,不断往外流脓水。华佗看过后,她父亲问女儿的病情,华佗说:"派人骑马,牵着一条栗色的狗跑三十里。回来后,趁狗身子正热时截下狗的右脚,拄在疮口上。"不一会儿,有一条红色的小蛇从疮口中出来,进到狗的脚中,那姑娘的病就好了。

一次出诊的途中,华佗碰到有人家出殡。他看见棺材缝里流出来的血,还像活人的血。凭着医生的本能,他断定患者尚未死亡,决定立即开棺救人。经过抢救,终于救活了棺材里尚未死亡的休克产妇,被人们誉为"神医"。

后来,华佗这一名字就成了医术高明的代名词,人们在赞扬某位医生医术高明时,就会称他为"再世华佗"。

(八) 刮骨疗伤

关羽的胳膊中了毒箭,伤势很重。华佗因为平时就仰慕关羽的义名,听说了这件事,就从江东驾小船来为关公治病。

华佗诊视之后说:"这是弩箭所伤,其中有乌头毒药,已经渗透到骨里了;如果不早治,这条胳膊就废了。"关公说:"用什么药物来治?"华佗说:"我自有治法,只是担心您恐惧罢了。"关公笑着说:"我视死如归,怕什么?"华佗说:"在寂静处树立一根标柱,上面钉着一个大环,请您将胳膊放到环中,用绳子捆起来,再用被子把你的头蒙起来。我用尖刀割开皮肉,一直割到骨头,刮去骨上箭毒,用药敷上,用线缝口,这样就没事了。只是担心您会害怕。"关公没有

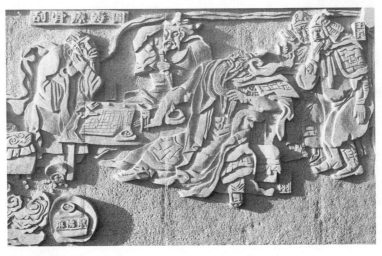

刮骨疗伤图

惧色,坦然笑道:"这样容易,不用柱环。"让人设酒席招待华佗。关公饮了几杯酒,一面与马良下棋,伸出胳膊让华佗动手术。华佗拿着一把尖刀,让小校捧着大盆在下面接血。华佗割开皮肉,骨头上已经变青了;华佗用刀刮骨,悉悉有声。一小会儿,血流满盆。

华佗刮尽箭毒,敷上药,用线缝好。关公大笑,站起来对众将说:"胳膊伸舒自如,一点儿都不痛了。先生真是世间神医啊!"华佗说:"我行医一生,没见过您这样的勇武将军,您真是天神下界啊!"就这样,关公的胳膊保住了。

(九) 悬壶济世

许多人也许不明白为什么一些中药店门前要挂一个葫芦,但是,提到"不知葫芦里卖的什么药"这句俗语,你就会知道这葫芦肯定与药有关。葫芦,古代称作"壶",俗称葫芦瓜。

据《后汉书·费长房传》载:汉代的某年夏天,河南一带闹瘟疫,死了许多人,无法医治。有一天,一个神奇的老人来到这里,他在一条巷子里开了一个小小中药店,门前挂了一个药葫芦,里面盛了药丸,专治这种瘟疫。这位"壶翁"身怀绝技,乐善好施,凡是有人来求医,老人就从药葫芦里倒出一粒药丸,让患者用温开水冲服。就这样,喝了这位"壶翁"药的人,都好了起来。

当时有汝南人费长房,见人散后此老翁便跳入壶中,他觉得非常奇怪,于是就带了酒菜前去拜访,老翁便邀他同入壶中喝酒。费长房从此随其学道,壶翁尽授其"悬壶济世"之术。此事一传十,十传百,代代相传。因而,后人就把"悬壶"作为行医的一种代称,称卖药的、行医的为"悬壶",一些开业医生也以葫芦为招牌,并美称医生职业为"悬壶济世",开业则以"悬壶之喜"等为贺。时至今日,仍有不少行医者悬葫芦在诊室当作行医的标志,表示开业应诊之意,人们便将开业行医者通称为"悬壶济世"之人。

在一些诗词小说等文学作品中,也常提及。《诗·豳风·七月》中"八月断壶",特指的就是盛药的葫芦,即"药葫芦"。古今许多神话故事,几乎涉及药就有葫芦。传说中的"八仙"之一铁拐李,就常背一个装有"灵丹妙药"的葫芦,周游江湖,治病救人。神话小说《西游

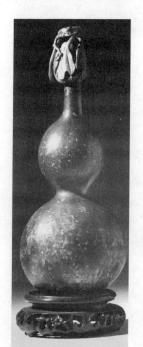

古代药葫芦

记》第五回中说："大圣直至丹房里面，寻访（老君）不遇，但见丹灶之旁，炉中有火。炉左右安放着五个葫芦，葫芦里都是炼就的金丹……他就把那金丹都倾出来吃了，如吃炒豆相似。"小说中也说到这种葫芦的作用是盛放丹药。

（十）橘井泉香

"橘井泉香"典出《列仙传》之《苏耽传》，清代陈梦雷《古今图书集成》就将其收入《医术名流列传》之中，流传甚广。现在的一些中药店，仍在明显处悬有"橘井泉香"匾额。

据《辞海》"橘井"条释：相传汉代苏仙公得道仙去前，对母亲说："明年天下疾疫，庭中井水一升，檐边橘叶一枚，可疗一人。"第二年，果然发生疫病，远近皆求治，

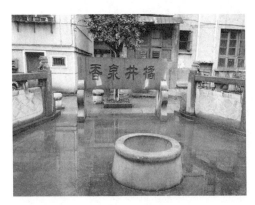

橘井泉香

果然痊愈。后因以"井橘"为良药之典故。《药海拾奇》一书中也讲述了苏仙公成仙，其母以井水橘叶疗疫的故事，此后世人便以"橘井泉香"颂救人功绩，医者将之书之匾额以明之志。

至今湖南郴州市东北郊苏仙岭上的苏仙观、飞升石、鹿洞，以及市内第一中学内的橘井，都是纪念苏仙的遗迹。"橘井泉香"一词与"杏林春暖""悬壶济世"一样，在中医学界脍炙人口。过去医家常常以"橘井"一词或橘、杏并用来为医书取名，诸如"橘井元珠""橘杏春秋"等，寓意深刻。

（十一）杯弓蛇影

有一年夏天，县令应郴（也有传说是乐广）请主簿（办理文书事务的官员）杜宣饮酒。酒席设在厅堂里，北墙上悬挂着一张红色的弓。由于光线折射，酒杯中映入了弓的影子。杜宣看了，以为是一条蛇在酒杯中蠕动，顿时冷汗涔涔。但县令是他的上司，又是特地请他来饮酒的，不敢不饮，所以硬着头皮将酒喝下去了。仆人再斟时，他借故推却，起身告辞走了。

回到家里，杜宣越来越疑心刚才饮下的是有蛇的酒，又感到随酒入口的蛇在肚中蠕动，觉得胸腹部疼痛异常，难以忍受，吃饭、喝水都非常困难，家人赶紧请大夫来诊治。但他服了许多药，病情还是不见好转。

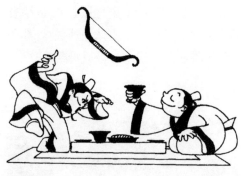

杯弓蛇影

过了几天,应郴有事到杜宣家中,问他怎么会闹病的。杜宣便讲了那天饮酒时酒杯中有蛇的事。应郴安慰他几句,就回家了。他坐在厅堂里反复回忆和思考,弄不明白杜宣酒杯里怎么会有蛇的。

突然,北墙上的那张红色的弓引起了他的注意。他立即坐在那天杜宣坐的位置上,取来一杯酒,也放在原来的位置上。结果发现,酒杯中有弓的影子,不细细观看,确实像是一条蛇在蠕动。

应郴马上命人用马车把杜宣接来,让他坐在原位上,叫他仔细观看酒杯里的影子,并说:"你说的杯中的蛇,不过是墙上那张弓的倒影罢了,没有其他什么怪东西。现在你可以放心了!"杜宣弄清原委后,疑虑立即消失,病也很快痊愈了。

这则故事告诉我们:人在很多时候都是疑神疑鬼,自相惊扰的,而由这种怀疑和恐惧所引起的疾病,可以用"深思"的方法来解除其恐惧紧张的心理状态,从而使疾病消除,恢复健康。

(十二) 第三扁鹊

在民国年间,上海有一富商患了一种奇怪的病,群医束手,以为不治。独有一位中医认为可以救,给他开了几剂处方,竟然把那个富商的病治好了。

富商很感激,便出了一千元求章太炎先生为他题一匾,借以为那位中医生扬名。章太炎手书四字:"第三扁鹊";富商大惑不解,请教于他人,都认为"第三扁鹊"显含贬义,可能是"第二扁鹊"笔误。富商婉求太炎改写,章氏大发脾气,说:"我没有写错,对于医生的赞誉,没有比这更好的了,如果那个医生是一个名医,他应该知道我

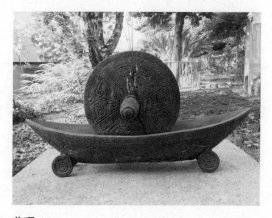

药碾

的意思。"并且补署落款"章炳麟"(太炎之名),以坚其信。富商不得已,将书法制匾给那个医生送去。医生收到匾额后,喜出望外,高悬于厅堂。

原来《史记》中的扁鹊,姓秦名越人,《史记正义》引《黄帝八十一难序》云:"秦越人与轩辕时扁鹊相类,仍号之为扁鹊",已经是"第二扁鹊"了,故誉某医为"第三扁鹊"并没有错,实在是大大褒扬。

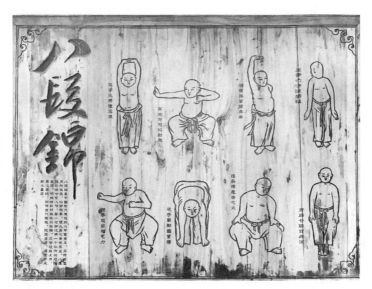

八段锦

第二章

诊病用药传奇

一、传统中医诊病,胜过 B 超 CT

(一) 扁鹊切脉断生死

有一次,扁鹊到了晋国(今山西、河北、河南一带),正碰到了晋国卿相赵简子由于"专国事",用脑过度,突然昏倒,已五天不省人事了。

大夫(官名)们十分害怕,急忙召扁鹊诊治。扁鹊按了脉,从房里出来。有人尾随着探问病情,显得很焦急。扁鹊沉着地对他说:"患者的脉搏照常跳动,你不必大惊小怪! 不出三日,他就会康复的。"果然过了两天半,赵简子就醒过来了。准确地用切脉诊病是扁鹊的首创。

著名历史学家司马迁高度赞扬说:"至今天下言脉者,由扁鹊也。"扁鹊是"切脉治病的创始人"。

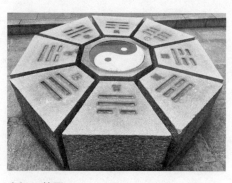

太极八卦图

（二）闻声而知肺烂

黄元御在太医任上，沈阳有一王爷的儿子得了重病，派人到北京，求乾隆皇帝派太医去看病。乾隆皇帝就派了黄元御到沈阳去看病。黄元御接到命令后立即起程，坐轿子奔向沈阳，晚上不住驿站，只是坐在轿中打个盹儿。吃饭也不下轿，只是用一些点心在轿中充饥而已。

到沈阳后，黄元御直接奔向王府，报了姓名后径直往王府的正堂，王爷下台阶迎接。刚刚坐下，王爷刚想描述他儿子的病情，黄元御便说："我进王府时，听到东厢房里有人呻吟和咳嗽的声音，请问这是少爷吗？"王爷回答说："那正是小儿。"黄元御说："不需要去诊断，我就知道他的肺已经腐烂了，就是神仙下凡，也无药可救了，真可惜呀！"王爷闻言，面露惊愕之色，旋即面如冷铁，起身曰："先生请坐一下，本王去去即回。"

不一会儿，有个仆人捧了一个盘子上来，盘子里有一个腐烂的人肺，还在血淋淋地滴血。黄元御大惊失色，正要问这是谁的肺，王爷已经握着一把匕首来了，他的双手及利刃尽染血污，抱拳稽首曰："先生神明，本王佩服！刚才我已把我的儿子杀了，这就是他的肺。果然像先生所说，他的肺已经烂了。"黄元御闻言惊倒，面如土色，张口结舌，说不出话来。过了好一会儿，黄元御希望能回京复命，王爷答应了他的请求。黄元御即刻起程，像来时一样急匆匆地赶回北京。

黄元御回到北京，将去沈阳看病以及王爷杀掉自己儿子的情况写成奏折向乾隆皇帝进行了汇报，并要求退休回家去休养。乾隆皇帝没有责怪黄元御直言病情的罪状，还好言抚慰了他，并同意退休的请求。黄元御还没有来得及陛辞，就匆匆返回老家，一到家就病卧不起。他的儿子问他得病的原因，黄元御讲了缘由，并说："我现在已经惊破了胆，我的病已是无药可救了，我现在还能再活一百天左右，快叫一些好友来诀别！"

果然过了一百天后，黄元御就去世了，当时他才 54 岁。

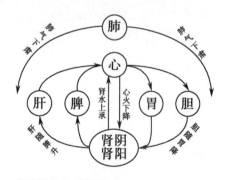

黄元御气机升降图

（三）望色知曾落水，视妻而知夫病

金山（今属上海市）有一人来向何世仁求医。何世仁看了一眼患者问道："您之前是不是有过落水的经历？"其人答："对呀。"何世仁于是给他开药，服

下很快便痊愈了。有人问何世仁是如何知道这人曾经落过水呢？世仁回答说："我观察他的面色黑滞，诊察他的脉象沉并且牢，这种情况多由阴寒内袭引起，所以知道他曾落过水。"

浙江嘉兴的沈某陪同妻子来求医。原先看病的医生都以为她得病了。而何世仁看了说："这是怀孕了，不需要吃药。"而对她丈夫说："你将得大病，这种病是治不好的了。"沈某愤怒地离去，十日后果然死去。而她的妻子后来果然顺利生下了一个儿子。

（四）神断病孩将自愈，无恙小儿将生病

北宋神宗年间某年夏天，二王子的第七子突然生病，御医们看了半天没有对策，只得去太医院请院丞（院长助理，相当于副院长）钱乙。钱乙不敢怠慢，匆匆赶来，仔细看了几眼后得出结论："七太尉（仅七岁，封为太尉，北宋皇族一出生就获得官封）得了热潮，明天自然会好。而八太尉今明两天一定会抽筋，三天才能治好！"

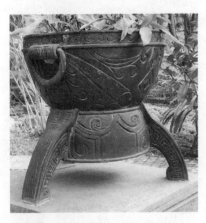

炼丹炉

二王子哭笑不得：让你看七儿，你给我说八儿有病；我八儿活泼得像猴子，哪像有病的样子？是不是忽悠我哟？二王子不太高兴地把院丞"请"了出去。谁料，第二天，没吃药的七太尉活蹦乱跳，八太尉却抽搐不止。

二王子来不及感叹，忙再次请来院丞。院丞不慌不忙地给八太尉诊完脉，开了两服药，还是那句话，三天后就好了。果然，三天后八太尉恢复正常。

当二王子心情放松下来后，饶有兴致地问道："你是怎么在这个孩子没有病的时候就知道他会得病呢？"

钱乙回答说："望诊是儿医诊疗的最高境界。其实那个时候他就要发病了，已经出现了征兆。他当时腮部红得厉害，说明是肝经受邪了，目光微微发直，眼睛归肝经所主，所以这也是肝经受邪的征兆。而肝属木，木生火，心属火，所以心经也必然受邪。我又看到八太尉喜欢坐在石头凳子上，这是体内有热，想要凉快的缘故啊。且他的身体肥胖，脉象急促，这是脾气虚而肝火盛的表现，所以我推断他会出现抽搐。另外，我之所以推断过午时才能好，是因为午时为

心经所用的时辰,而过了午时则是肝经最弱的时辰啊。"

二王子问:"那您是用什么方法治疗的呢?"

钱乙答:"用的是泻心肝补肾的方法。"

二王子叹服道:"你简直是古今第一儿医呀!"

二、中医四诊断生死

(一) 华佗诊病判生死

1. 华佗用饭断生死

县吏尹世,苦于四肢发热,口中干燥,怕听到人说话的声音,小便也不顺利。

华佗说:"做热饭试试看,吃后如果出汗,病就可以好。如果不出汗,三天后就会死去。"于是立即做了热饭给患者吃。

吃后没有出汗,华佗说:"五脏的生机已在体内断绝,可能会哭着断气。"果然,同华佗所说的一样,患者不久死去。

2. 华佗辨色断生死

严所同几个人一起拜访华佗,刚到,华佗对严所说:"您的身体好吗?"严所说:"和平常一样。"华佗说:"从脸上看出您有急病,不要多喝酒。"

但严所晚上还是喝了很多酒,酒后与人坐车回家,走了几里路,严所突然头晕从车上掉了下来。人们扶持他乘车回家,第二天夜里就死了。

3. 华佗判人行房事将死

前督邮顿子献患病已愈,又到华佗处诊脉。华佗说:"身体还虚弱,尚未复原,不要做过于劳累的事,如行房事就会死去。如果死去,会吐出舌头几寸长。"

顿子献的妻子听说丈夫的病已经好了,从百里以外赶来探望,夜晚留宿并行了房事。三天后顿子献就发病死了,同华佗说的一模一样。

4. 华佗判扎针有误定生死

督邮徐毅得了病,请华佗前去看病。

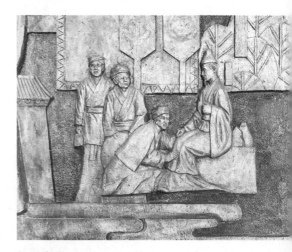

行医济世

徐毅对华佗说:"昨天叫医曹吏刘租在胃管扎针之后,便不时咳嗽感到难受,想睡也睡不好。"华佗说:"针没有扎到胃管,却错扎到了肝上,饮食会一天天地减少,五天后就会死,无药可救了。"

结果同华佗说的一样,徐毅五天后就死了。

5. 华佗看病断生死

军吏梅平得了病,解职回家,他家住在广陵,还没有走二百里,住宿在亲戚家中。不久,华佗偶然来到主人的家里。

主人让华佗给梅平看病,华佗对梅平说:"您如果早些见我,还不至于到这种地步。现在疾病已成绝症,赶快回去还可以与家人相见,再过五天就要死了。"

梅平即刻回家,死的日期同华佗预计的完全一样。

6. 华佗耳诊断生死

有一个农夫请华佗去给自己的孩子看病。华佗刚到他家门口,马上站住:"不用进屋了,你孩子没救了。"农夫听罢,哭着哀求道:"神医,请你进屋看看吧,我只有这么一个孩子!"华佗把他扶起来,惋惜地说:"你的苦处我知道,可是你的孩子患的是肺痨,已经到了晚期,从他的咳嗽声中听得出,他的肺已经烂尽了,无药可治,支持不到明天。"

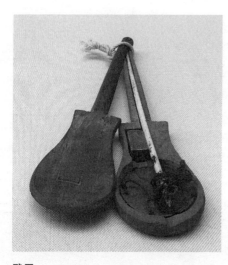

戳子

当晚,那病孩就死去了。

(二)其他望闻问切断生死

1. 扁鹊见蔡桓公,远望知病断生死

一次,扁鹊来到蔡国,被国君蔡桓公召进宫去。扁鹊见到蔡桓公后,仔细地察看了他的脸色,郑重地说道:"大王,你有病啊,病邪就在皮肤和肌肉之间。如果不及时治疗,病会加重的。"

蔡桓公听了,不以为然地说:"我身体很好,没有什么病呀!"扁鹊无语,告别后,蔡桓公对左右的人说道:"这些当医生的,为了赚取诊金,总爱把没病的人说成有病。把没有病的人治好当作他们的功劳。"

过了五天,扁鹊第二次见到蔡桓公,察看了他的脸色,忧虑地说:"大王的病邪已经进到血脉里,如果不治疗,病将会继续加重。望大王赶紧治!"蔡桓公不高兴地说:"我并没有什么病,治疗什么呢?"

又过了五天,扁鹊第三次见到蔡桓公,发现他的病势已经严重了,便恳切地对他说:"大王的病邪已经到了肠胃之间,现在马上治疗还能痊愈,不然病情会恶化的,到那时就难以救治了!"蔡桓公不予理睬。

又过了五天,扁鹊硬着头皮第四次进宫。只望了蔡桓公一眼,便什么话也没说,退出宫去了。

蔡桓公觉得很奇怪,差人去追问扁鹊,为什么一见面就走?扁鹊叹息道:"当病邪在皮肤和肌肉之间的时候,可以用汤药和熨敷的办法治愈;当病邪进入血脉里的时候,可以用扎针或砭刺的方法治愈;当病邪发展到肠胃之间的时候,还可以用药酒来加以医治;但是现在病邪已经深入到了骨髓中,即使是神仙也无可奈何了。如今大王的病邪已深入骨髓,我还有什么办法呢?"

直到这时,蔡桓公对扁鹊的话还是不信。过了五天之后,他果然病倒了。这时他才着急起来,赶紧派人去找扁鹊来医治,可是扁鹊知道无力救活蔡桓公,怕受到牵累,早已离开了齐国。蔡桓公也终因讳疾忌医,贻误了治疗时间,几天后便不治身亡。

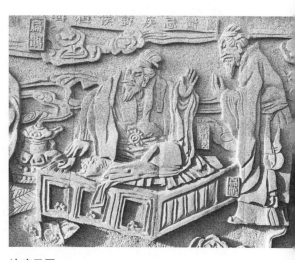

讳疾忌医

2. 淳于意察色诊脉断生死

故事 1

济北王府有许多女仆,一天,济北王召淳于意为府中的女仆来一次健康检查,看看她们有没有疾病。淳于意让王府中的女仆排队,按次序接受诊断。女仆们都一一排好队接受检查,大家都很健康,没有什么奇怪的病症。只有一个叫"竖"的女孩,淳于意认为她有病,不能过度劳累,一劳累就会吐血而死。

淳于意问济北王说:"请问王爷,竖这个女婢有什么本领?平常在王府中担任什么样的工作?"济北王说:"竖有许多表演技能,她非常能干,是我在街上花了很多钱买来的,莫非她有什么病吗?"

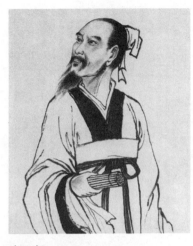

淳于意

淳于意说:"竖不但有病,而且是绝症,一不小心就会丧命。"但是济北王把竖找来,见她脸色正常、精神饱满,因此不相信淳于意的话,所以在淳于意走后也没留意。

到了第二年春天的某个晚上,济北王如厕,竖捧着一把剑在外面保护他,济北王从厕所出来之后,发现竖倒在厕所外面一命呜呼,而且是呕血死的。

淳于意察色诊脉,能预测人的生死,显得神妙无比,令人悦服。淳于意名气愈大,请他诊治的患者也愈来愈多,尤其是达官显贵,都争着请他看病。

故事2

齐国有一名叫成的侍御史自述得了头疼病。淳于意诊完脉告诉他说:"您的病情严重,不能一下子说清。"出来后只告诉他的弟弟昌说:"这是疽病,在肠胃之间发生的,五天后就会肿起来,再过八天就会吐脓血而死。"侍御史成的病是酗酒后行房事得的。成果然如期而死。

淳于意之所以能诊知他的病,是因为切脉时,切得肝脏有病的脉气。脉气重浊而平静,这是内里严重而外表不明显的疾病。脉象理论说:"脉长而且像弓弦一样挺直,不能随四季而变化,病主要在肝脏。脉虽长而直硬却均匀和谐,是肝的经脉有病,出现了时疏时密躁动有力的代脉,就是肝的络脉有病。"肝的经脉有病而脉均和的,他的病得之于筋髓。脉象时疏时密,忽停止忽有力,他的病得之于酗酒后行房事。

淳于意之所以知道他过了五天后会肿起来,再过八天吐脓血而死的原因,是切他的脉时,发现少阳经络出现了代脉的脉象。代脉是经脉生病,病情发展遍及全身,人就会死去。络脉出现病症,这时,在左手关部一分处出现代脉,这是热积郁体中而脓血未出,到了关上五分处,就到了少阳经脉的边界,到八天后会吐脓血而死,所以到了关上二分处会产生脓血,到了少阳经脉的边界就会肿胀,其后疮破脓泄而死。

内热就熏灼阳明经脉,并灼伤络脉的分支,络脉病变就会使经脉郁结发肿,其后就会糜烂离解。所以络脉之间交互阻塞,就使热邪上侵头部,头部受到侵扰,因此头疼。

3. 张仲景诊疾料如神

张仲景遇见王仲宣时,王仲宣只有 20 岁。张仲景一看见他就说:"哎呀,小伙子,你身体可有病啊,如果不治,20 年以后你的眉毛会掉光,眉毛掉光了再过半年你就死了。"

可是谁愿意让人一见就说有病啊？王仲宣想,我年纪轻轻的,你是咒我,还是忽悠我呢？张仲景接着说:"你要想免除这个病灾,需要吃我的五石汤。"王仲宣更不懂这是什么意思了。张仲景随后从药箱里把五石汤给了他,也没有收他的药费。王仲宣心里很不高兴,没有吃这个药,心想,我好好的,二十来岁吃你这个药干什么？

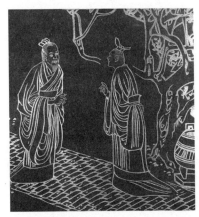

张仲景望闻王粲

过了三天以后,张仲景又遇到了王仲宣,就问他:"我给的药你吃了吗？"王仲宣吞吞吐吐地说:"吃了吃了。"张仲景说:"看你的气色,就知道你根本没吃我的药,你这个小伙子啊,对自己的健康,对自己的生命这么轻视。"王仲宣没有听张仲景的话。过了二十年,他的眉毛真的掉光了,眉毛掉光了之后过了 187 天,他就真的死了。

王仲宣是什么人？此人名粲,字仲宣。他开始的时候投奔刘表,刘表没有重用他,后来又转投曹操,曹操对他很器重,后来他一直做到侍中,即皇帝的贴身随从,是皇帝的秘书,可以出入宫廷,可以参与政事,是一个重要官员。

曹操为什么重用他呢？因为曹操是个文学家,他很爱有才华的人,而王粲是东汉末年一位很著名的文学家,是"建安七子"(孔融、陈琳、王粲、徐干、阮瑀、应玚、刘桢)之一,他和曹植并称为"曹王"。王仲宣生于公元 177 年,比张仲景小 27 岁,所以张仲景当时说,小伙子,你身体有病。王仲宣不敢当着张仲景的面直接发作,因为他比自己大很多,是父辈。王仲宣死于公元 217 年,死的时候真的是 41 岁。

4. 张文仲诊病断生死

一天,武则天在神都洛阳宫中召集大臣议事,宰相苏良嗣因跪拜突然栽倒在地,不省人事,武则天立即令张文仲马上到苏宅对其实施救治。

张文仲认为苏的病是由于长期聚积忧愤、邪气冲激引起的,病情十分危重。如果疼痛扩散到胸胁,那就很难治了。不一会儿,果然痛冲胸胁。张文仲说:"若痛入心,就无可救药了。"稍迟,苏良嗣果真心痛起来,无法吞服药物。到了傍晚,苏便不治而亡。

朝廷上下对张文仲的料病如神无不赞叹。

5. 傅山观字诊病断生死

傅山在一次酒醉后作了一幅草书后便睡了。

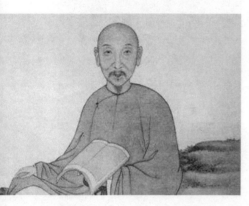

傅山

他的儿子傅眉也善于书法,看见父亲的书法作品就模仿了一幅,悄悄地把父亲的书法换走,想看看父亲能不能分辨出来。傅山醒来后,看到桌上的书法,心情闷闷不乐。儿子见此情形,便问父亲为何不高兴?傅山叹了口气,说:"我昨天醉后偶书,今天起来看了看,中气已绝,大概我不久于人世了。"傅眉听了,大惊失色,就把自己换掉书法作品的事告诉父亲。傅山听了,更是难受,叹口气说:"如果真是这样,恐怕你等不到新麦上场了。"结果真如傅山所言。

作为中华文化代表之一的书法,书写时需要投入全身心,自然和人的身体状况有关,人体的各种信息自然在其作品中有所反映。但是,各种信息不是显露地那么明显,要做到观字诊病,更非常人所能。必是精通医理、精通书法,更要有长期的历练、深厚的修养,还要有过人的聪明才智,才能见微知著、明察秋毫。

6. 黄元御断生死

有一年盛夏,黄元御外出行医,有几个人见到他,相互商量着:"既然黄元御号称为一代名医,我们不妨试探他一下,看看他的医术是真是假?"

于是其中一人故意扑倒在地,其他人赶紧喊黄元御过来诊视。黄元御看后说:"这个人太可惜了,只能再活一会儿!"众人嗤之以鼻:"怎么可能呢?我们不过是试探一下你而已,他好着呢!"黄元御回答:"你们原本只是想和我开个玩笑,但不曾想过现在是夏天,湿热交蒸,他扑到地上的时候,热毒之气已经从口鼻吸入,原本的胃肠疾病被触发,来势汹涌,药石不可以医治。"众人不信,黄元御便离开了。

没过多久,躺地之人果然腹中绞痛,不一会儿暴毙身亡。人们均叹息不已,并称颂黄元御医术如神。

7. 察言观色,知疾深浅

唐玄宗开元年间,吴地有位名医叫纪明,他曾传授秘诀给隐士周广。学得秘诀后,周广察言观色,谈笑之间就能知道病患的程度,说得非常详细具体,无须诊脉检查。

玄宗听说周广的大名,征召他进京,并召集宫中有病的人到宫中偏房等候,让周广试验一下。

有一宫人,每天午后就又笑又唱又啼号,好像中邪得了狂病,并且脚还不能着地。周广看后说:"这人一定是因为吃得太饱,紧接着干了重活,不一会儿又跌倒在地而引起的。"周广给他服用云母汤,不久这个人就停止癫狂。周广使他熟睡,睡醒后,就没有了以前的痛苦。周广问他病

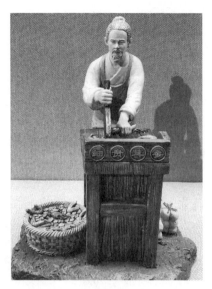

切药图

因,他说:"曾因大华宫主人摆生日宴会三天,宫中布置大型歌舞乐队,我是主唱,声音不响亮,常吃猪蹄羹,吃饱后就去宴席上唱歌,唱完后就觉得咽中特别热。我们几个人就去高台上玩耍,从上面往下跳。我还未跳到一半,后面又有一个人跳了下来,撞着了我,因此跌倒在地,很长时间才醒过来。醒来后就得了这狂病,脚也不能着地。"

正如周广所诊断一样,大家都感到非常惊异。

三、起死回生救人

(一)董奉救活暴病者

交州刺史士燮得了暴病死去,已经停尸三天,正好董奉在交州,听说后就前去看望。董奉查看后,把三个药丸放在死者嘴里,又给灌了些水,让人把死者的头捧起来摇动着让药丸溶化,不一会儿,士燮的手脚就能动了,脸上有了活人的颜色,半日就能坐起来,四天后就能说话了。

士燮说:"我刚死的时候就像在梦中,看见来了十几个穿黑衣的人把我抓上车去,进了一个大红门把我塞进了监狱。监狱里都是小单间,一间里只能住一个人。他们把我塞进一个小单间里,用土把门封上,就看不见一点儿光亮了。我忽然听见门外有人说太乙真人派人来召我,又听见有人挖开门上封的泥土,半天才把我弄出来。这时我看见有一辆支着红伞盖的马车,车上坐着三个人,

有一个人拿着符节，招呼我上车。车把我送到家门口我醒了，就复活了。"士燮向董奉跪拜说："承蒙您救死复生的大恩，我该怎样报效呢？"于是他就给董奉在院里盖了一座楼侍奉他。

董奉不吃别的东西，只吃干肉和枣，还能喝一点儿酒，士燮就一天三次供奉肉、枣和酒。董奉每次进食都像鸟一样腾空来到座位，吃完了就飞走，别人常常无所察觉。这样过了一年多，董奉辞别离去。士燮哭着挽留也留不住，就问董奉要去什么地方，要不要租买一条大船。董奉说："我不要船，只要一具棺木就行了。"士燮就准备了一具棺木，第二天中午董奉就死了，士燮把他装殓后埋葬了。

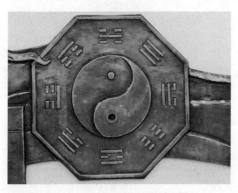

医易同源

七天后，有个从容昌来的人捎话给士燮，说董奉感谢他，望他多多珍重。士燮知道董奉未死，就到墓地打开棺材，见里面只有一块绸子，绸子的一面画着个人形，另一面用朱砂画了道符。

（二）张仲景救活上吊自杀者

有一次，张仲景外出，见许多人围着一个躺在地上的人叹息，有个妇女在悲惨地啼哭。他一打听，知道那人因家里穷得活不下去就上吊自杀了，被人们发现救下来时已经不能动弹。

张仲景得知距上吊的时间不太长，便赶紧吩咐把那人放在床板上，拉过棉被为他保暖。同时叫了两个身强力壮的年轻人，蹲在那人的旁边，一面按摩胸部，一面抓起双臂，一起一落地进行活动。张仲景自己则叉开双脚，蹲在床板上，用手掌抵住那人的腰部和腹部。随着手臂一起一落的动作，一松一压。不到半个时辰，那人竟然有了微弱的呼吸。张仲景关照大家不要停止动作，继续做下去。又过了一会儿，那人终于清醒过来。

（三）王叔和救活难产妇

1700多年以前，高平有个小村子叫王寺村，村里有家世代相传的医药铺子，主人姓王。

王记药铺传到王叔和的时候，规模没比从前大多少，家产也没比以前多多少,但那治病救人的名气却比从前大得多了。当时流传着一句话,叫做"北并州南许昌,谁个不晓得太行山的王先生"。上至王孙公子,下到庶民百姓,千里迢迢来高平王寺村就医的人络绎不绝。王叔和秉承祖德,不尚虚名,不贪金银,山下修一盘药碾,村边摆一副药臼,家中开一间药铺,日常里或为人治病,或上山采药,或潜心研究他的《脉经》,倒也悠然自在。

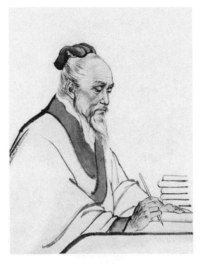

王叔和

可惜好景不长,到了魏末晋初,北方战争频发,瘟疫流行,老百姓的生活苦不堪言。穷苦百姓得了病,还要挣扎着去做工挣钱,到了病入膏肓打熬不过时,才不得不求医。试想这等患者哪有好治的! 王叔和是个直性子人,既不会说好听的绕弯话,又不会把麻缠事推出手,依旧是尽心尽力为人治病,却不料看一个死一个,瞧两个死一双,一时倒叫人心浮动,人们因此怀疑他的医术而不敢上门了,过去门前车水马龙的情景不见了。

再说高平城里有个杂货铺,铺子里有两个年轻伙计,一个叫大二,一个叫小三。这一天,伙计俩正在铺子里站柜,忽然看见王叔和从铺门前走过,免不了议论一番,大二说:"这王先生可是越来越不行了,先前是个济世活人的菩萨,如今变成了要命的阎王。"小三道:"这话不对,那些患者原是他自个病得没救了,如何怨得王先生的医术! "。大二道:"你也好笑,没病谁个求医,求医原为活命,难道为了找死? "小三道:"照你这么说,便是好人经王先生搭手也要亡命了,我今天偏要请王先生诊脉,看看我死不死得了! "

伙计呕了满肚子气,就吃饭去了,那小三是个一根筋,和大二拌了嘴,心里很不痛快,狼吞虎咽地吃着小米捞饭,刚放下碗,就看见王叔和又从铺前走过,小三心里一急,喊一声"王先生! "一个猛子从里屋跳到当街上,接着,身不由己地躺倒在地上,大喊肚痛!

王叔和见地下躺着的愣小子,热汗满面,就地打滚,忙蹲下抓住他的手腕切了脉,叹口气道:"此人无救了"。那大二一听此话忍不住笑道:"真真是大白天碰上勾命鬼! 我师弟半点儿病症也无,原不过怄气,打赌考考你,你就真当他要死了,这样的庸医还吹什么'太行山上……'"话没说完,只听小三呼了一声就不动了。上前伸手一探,已没了气,心下大惊,连叫"怪! 怪! 王先生真真

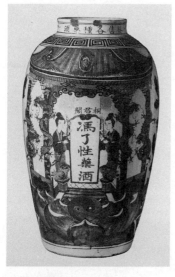

清代药酒坛

把个活生生的小伙子给看死了！"

那小三本因吃饭过饱，又猛力一蹦，使胃肠崩裂，但那些街头看热闹的人不去细究其因，亦不听王叔和的解释，只附和大二的说法，立刻一传十，十传百，添枝加叶，把王叔和描绘成了灾星魔头瘟祖宗，别说没有人再来找王叔和治病，就连他原先的街坊邻居，也避他不及。这样一来，王叔和在家乡一时难以立足，感慨一番，挑起个药担子云游他乡去了。

且说太行山下有个济州城，城里有家"济生堂"药店，这店里前些日子新聘了位坐堂医生。那坐堂的虽说新来乍到，治病配药颇具神通，特别精于内科诸症。一天，济州城里有一家出殡，看那将将就就的殡仪，就猜得出是个贫寒之家。那口薄板棺材从济生堂抬过时，沥下几点鲜血。正在柜台前坐堂的先生，瞥见血迹，陡然一惊，再定睛细看就大叫："那出殡的，如何将活人往外抬？"

出殡队里哀哭的、哀歌的、吹打的，各司其职，无人理会。坐堂先生一急，上前拉住拉灵幡的半大孩子不放行，一连声地嚷道："棺里是活人，棺里人没死！"出殡的队伍乱了套，几个后生以为他有意胡闹，扯住他就要打。吹鼓手是个老者，见多识广，看坐堂先生不像作恶的，止住年轻人，唤过一位中年汉子叫他裁夺。中年汉子姓午名逢生，棺里殓的正是他的妻子贾氏，年仅28岁，因产中血崩脱阳暴亡。当地风俗，年轻女人死于流血等症，统称"血光之灾"，为不连累家人街坊，须及早入殓安葬。当日贾氏刚刚昏死，族中长者便硬张罗出殡。这午逢生中年丧妻，无限悲伤，听坐堂先生一说竟也异想天开，甘愿开棺验尸。此言一出，几

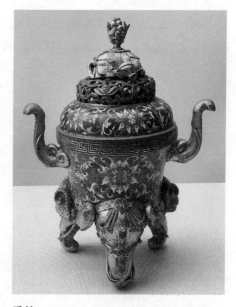

香炉

个愣小子一拥上前,"嘎吱"一声把棺盖撬开。坐堂先生针刺死者的人中、关元等穴,顷刻之间,那贾氏时而换气,继而呻吟,再而略睁双目,半欠身子意欲起动。这一件医案,瞬时轰动了济州城。

一打听坐堂先生的姓名,才知道是太行山上的王叔和,于是稍知其情者,又绘声绘色地讲起王先生当年在家乡行医,医运不济将活不愣腾的店铺伙计"诊"死的事。一时间,一传十,十传百,把王叔和传成了当今扁鹊、再世华佗。种种奇异传闻,传到了都城,王公大臣们便三聘五请,硬把王叔和弄到京都里当了太医令。

(四)孙思邈救活难产妇

相传唐耀州五台山下,几个人抬着一口白木棺材,后面跟着一位老妇人。只见老妇人仰面捶胸,嚎啕大哭,悲痛欲绝。

正行走间,碰见一老者,童颜鹤发,身背葫芦,看老妇人十分伤心,急步上前问道:"老妇人哭送何人?"不料老妇人只管嚎天呼地,对老者看也不看,理也不理。老者看那棺材,发现有血滴,忙安慰老妇人道:"老妇人不要难过,棺内人尚有救。"老妇人听说棺内人有救,才半信半疑,停止了哭声,心想:事已如此,也只有这样了。也许天可怜我,女儿有救。于是边擦眼泪边说:"老者有所不知,小女难产,死去已有两天,救恐怕也晚了。"老妇人擦干眼泪,抬头一看,惊喜地喊到:"孙真人!?"老妇人以为自己眼花,又用袖子擦了擦眼睛,定神仔细一看,果然是孙真人,不觉大喜,忙叫抬棺木的:"快停,快停!"抬棺的人以为老人气糊涂了,传来喊话:"半路上不能停棺啊!""停!停!我娃有救啦!孙真人来了!"听说孙真人来了,抬棺的人才停下来,将棺木缓缓落地。有人小声嘟囔:"医生能治病,但治不了命。医生再能干也没听说过能把死人治活。"

孙思邈来到棺前,让打开棺盖一看,说:"好险啊,我若迟来一步,这母子二人可就真完了。"只见一个妇人面黄如纸,小腹很高,裤裆正向外渗着鲜血。这女子的丈夫哭着说:"我妻子婚后

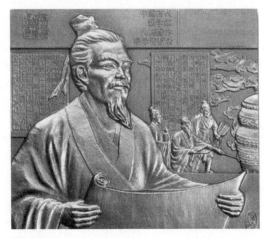

孙思邈

十年没有生育。这次怀孕一年多了，昨天才觉胎动，又难产死了。"孙思邈试了患者的鼻息和脉象，取出三根银针，一根刺人中，一根刺中脘，一根刺中极。三针扎下去，孕妇很快苏醒过来。

众人把孙思邈当成了神仙，一齐跪下磕头。孙思邈让他们起来，又送给患者的丈夫一剂药、一幅图，嘱咐他："赶快把患者抬回去，喝下这副药，再按图接生，保证母子平安。"结果，患者回去顺利地生下了一个大胖娃娃。

孙思邈三针救二命，霎时消息不胫而走，轰动京兆，传遍唐土。从此，人们对孙思邈以药王相称。

（五）叶天士救活死妇人

乾隆年间，南京两江总督衙巡捕司有个把总叫柳富贵。柳把总的媳妇家住扬州，产后失调缠病几年，一直都没有治好。后来听说叶天士从苏州到了南京，她就从扬州赶到南京准备找叶天士看病。不想刚到南京，这个媳妇还没有见到叶天士就去世了。由于这个柳把总家里也不宽裕，要送枢回扬州又要花费不少，就决定在南京进行安葬。

因叶天士与这个把总熟悉，所以也来参加葬礼。纸花白幡间围掩灵床，长明灯前供张水陆丰馔瓜果俱全。那少妇只可在二十仿佛年纪，却被叶天士揭了脸上遮天纸，伏在身边痛哭流涕。几个守灵人都是死者长亲和娘家人，见叶天士这般如丧考妣，大哭搂身抱头看着个年轻死妇人，个个心里厌憎面现尴尬。但叶天士是皇家待诏身份，也都只好忍气吞声。旁观者也觉得叶天士不像话，就是哭自家妻子也不宜那般亲热的。

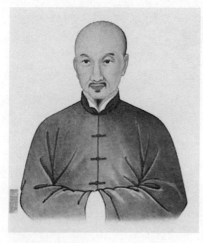

叶天士

正当大家不知所措时，叶天士突然收泪止哭，拍着膝上灰土过来，对柳富贵说："你媳妇是晕厥，只断了气，还没有真死。快点儿，有纳鞋底的锥子没有，取来！缝衣针也行，快！快！"

柳富贵完全呆了，连吹鼓手也停了乐，一百多双眼痴痴茫茫地盯着这个医生，像是看平地冒出个活鬼。好半天柳富贵似明白似糊涂地点头答应，转身就跑进屋里，只听砰砰訇訇稀啦乱响，也不知是怎样折腾，却抱着一把拶犯人用的拶指铁签出来了，说："针、锥子都没有，这玩艺儿也是尖的,不知道成不成。"

"成,将就能用!"叶天士一把劈手夺过来,攥十几根在手里,就着长明灯焰儿燎烧,直到烫手时,才放在供桌遮天纸上。叶天士连撕带拽先脱死人鞋袜,冲着两足涌泉穴一穴一签,咬着牙直攮进去。接着扎刺足三里、尺、关、寸等穴。又叫众人回避,"嗤"地撕开女人衣襟,双乳峰下肩头臂膀下签就扎,手法之快,如高手击剑,真令人目不暇接。叶天士一声不吭,提起笔在共裱纸上一顿划,说:"抓药去,这边煎水等着!"

人们一直盯着那少妇,只见似乎颜色不那么蜡黄了,嘴唇因上了胭脂,却看不出有什么异样。叶天士喝着茶悠了几步,又看看那女人,将茶杯顺手一扔,倒了一杯烧酒,走近灵床,两手一只一个提起耳朵拽了拽,晃得头动,扳开下巴就把那杯酒灌了进去,接着啪啪甩了两个耳光。

众人看着,有的见他作践死人,心里愠怒,有的稀奇,有的掩嘴葫芦,要笑又不敢。突然有人失声叫道:"醒过来了!"柳富贵一惊,果然那少妇嘤咛一声,似叹息似呻吟又似喘息,星眸微开朱唇翕动,细若游丝般道:"我……这是在哪儿?……"

筵席上先是一片死寂,有人喊了声:"天医星,救命王活菩萨!"接着轰然炸了群,所有的人都围向了叶天士……

(六) 起死回生救活小孩

有一天,一个大汉急急忙忙跑来对孙思邈说:"孙先生,我老婆生了一孩子,生下来孩子就死了,您能不能给瞧瞧,看能不能救活?"

孙思邈到那儿一看,这孩子脸膛全紫,身上也都是紫的,再一看,嘴里头有很多污血。孙思邈一想,这孩子生下来要是死的,他嘴里怎么能有血呢?肯定带着气,肯定没死,只是气息微弱。立即喊家人找来两棵葱,剥完了,拿葱

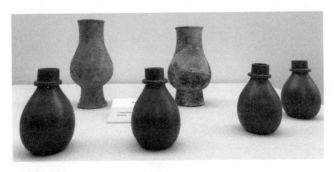

药具

白抽这孩子。抽着抽着,这孩子哇的一声就吐出来了,紧接着就哭了。孙思邈嘱咐赶紧烧水,烧温水给这孩子洗一洗,最后没吃药,也没扎针,这孩子就活了下来。

孙思邈把孩子救活了,就向孩子的家人解释道,其实这孩子没死,他嘴里的血是生下来以后吐的,能吐血,而且这血没凝结,就意味着还活着,只不过气被痰给憋住了,用葱白抽就通畅了,所以自然就活了。

(七) 梁革善用银针和阴阳救活人

按察使于敖的使女叫莲子,因为言语不和冲撞了他,盛怒之下于敖就把她给卖出去了。御史崔某想买下这名使女,就请梁革给她诊脉,想看一看她有没有疾病。诊脉之后,梁革说:"从脉象来说,在二十年之内,她都不会有什么病的。"崔某听了之后,很高兴地将莲子收留了。

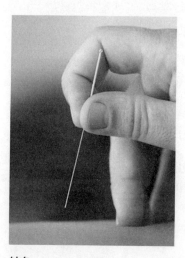

针灸

谁知没有过一年,莲子突然死了。在出丧埋葬那天,恰好与梁革迎面相遇。梁革奔到棺前一看是莲子出丧,忙招呼抬棺的人暂停,对崔某说:"莲子并没有死去,为什么要去埋葬她呢? 她只不过是一种假死,请你开棺让我救活她吧。"崔某非常气恼地说:"前次你已经欺骗了我,说她二十年之内没有疾病,谁知不到一年她就突然死亡。你又要让我开棺将她救活,真是无稽之谈。"梁革说:"如果开棺之后我不能将莲子救活,愿担负一切后果"。

开棺之后,梁革见莲子面貌如生,俨然熟睡一般,便取银针在其心及脐下各要穴上扎下数针,并将其口齿撬开,将药丸数粒纳入口内,把她身上的衣服除去,只留下一身单衣用带子将她的手足绑住,放在空床上,叫人取来些木柴,放在床下点燃,以火气熏腾,并对崔某等说:"等火势衰退之后,莲子就会复醒。"又叫莲子的家人用大葱煮稀粥以侍候,并说道:"待会儿等阳气与阴气相接时,莲子会狂舞乱动,要将她按住,不让她动,她很快就会安静下来,而后入眠。待她睡眠之后,就可以将捆缚她的带子解掉。并以葱煮粥给她喝下,她慢慢地就苏醒如初了。"

崔某嘱咐家人按此办理。过了一会儿,莲子姑娘果然复苏如初,梁革又以药物敷在破损的伤口处。一个多月之后,莲子的牙齿也复好如初了。

(八) 薛雪救活死厨师

薛雪(1681—1770 年),字生白,号一瓢,又号槐云道人、磨剑道人、牧牛老朽。江苏吴县人,与叶桂同时而齐名。早年游于名儒叶燮之门,诗文俱佳,又工书画,善拳技。后因母患湿热之病,乃肆力于医学,技艺日精。薛雪一生为人豪迈而复淡泊,年九十岁卒。故也知薛雪并非专业医者,但他于湿热证治特称高手,所著《湿热条辨》即成传世之作,于温病学贡献甚大。又尝选辑《内经》原文,成《医经原旨》六卷(1754)。

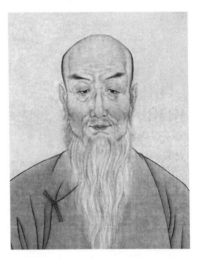

薛雪

薛雪性格孤傲,公卿贵族邀请他,他也不会去,但是有人生病了,不请他,他也会来。

乙亥年春天,厨师王小余染病不愈,正准备盖棺的时候,薛医生来了。当时天色已晚,便点上烛火照明。他看了之后笑着说:"已经死了啊。但是我生来喜欢与死神作战,或许还能取胜呢!"便拿出一丸药,与石菖蒲磨成的汁混合在一起,然后命车马夫中力气大的人用铁筷撬开厨师的牙齿灌进去。小余已经断了气,闭着眼睛,药灌下去,汩汩作响,似咽非咽,似吐非吐。薛雪嘱咐说:"派人好好照料,天明时分便可以醒来。"

到天明,果然如期苏醒。王小余又服用了两剂药,便病愈了。

第三章 医者仁心

一、高尚医德救人

（一）张仲景用白茅根治穷病

东汉时期，洛阳一带常年荒旱，瘟病流行，人们缺医少药，不少人死于病魔。这事传到了张仲景的耳朵里，他不顾年迈多病，从南阳来到洛阳行医。无论官宦之家还是庶民百姓，凡来求诊的人，张仲景都热情接待，细心诊治，每每药到病除，声名远播。

一个冬天的早晨，天刚蒙蒙亮，张仲景家的门就被一个叫李生的孩子叩响了。衣衫褴褛、骨瘦如柴的李生见了张仲景后，怯生生地说："大人，您是神医，求您可怜可怜我这个无依无靠的孤儿，给我看看病吧！"张仲景让李生坐下，拉过他的手，认真地切起脉来，然后又看过舌苔、气色，最后肯定地说："你根本没有病。"

"我有病！我是穷病，请大人诊治！"李生声泪俱下地说。原来他父母双亡，他卖掉全部家产后才勉强安葬了父母，可现在地主又逼他还账。因此他恳求张仲景为他开一剂灵丹妙药，医治他的"穷病"。

张仲景听了李生的哭诉，很久没说话。他行医多年，治好的患者不计其数，但治穷病还是头一回。他让弟子给李生取了两个馍，又沉思良久，写下了一个药方：白茅根，洗净晒干，塞满房屋。

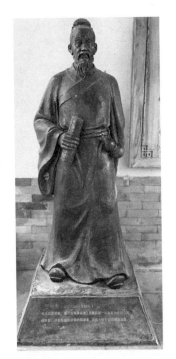

李生看到这个药方后，十分纳闷，但又不好细问。他回到自己住的破庙后，就召集穷苦人家的孩子，到茅草地里刨起茅草来。不几天，他们就把村子附近的茅草都刨完了。李生住的那个破庙，里里外外被茅草根塞得满当当的。

这年冬天，洛阳一带没落一片雪。第二年春天，也没下一滴雨，空气干燥，疫病蔓延。洛阳城的达官贵人都争先恐后地请张仲景看病。张仲景让弟子在这里应诊，自己则来到李生所住的村子，为穷苦百姓看起病来。

针对这次疫情所表现出来的病证，张仲景开的方子里都少不了白茅根，少则三钱，多则一两。其他医生见张仲景如此用药，也都暗中仿效。就这样，没过多久，白茅根便成了奇缺的金贵药材。

张仲景

药铺里卖断了货，张仲景师徒就介绍他们去李生那里购买。李生见穷人来买，就少收或不收钱；见富人来买，就高价出售。

这场瘟疫过去后，李生大赚了一笔。他用这笔钱到京城买回粮食，分发给穷苦百姓。因李生为乡亲们办了好事，乡亲们纷纷过来，合力帮他修建了一间茅屋。从此，李生有了自己的住处，过上了安稳的生活。

李生感念张仲景恩德，更惊叹他的先见之明，便问张仲景是如何判断出疫

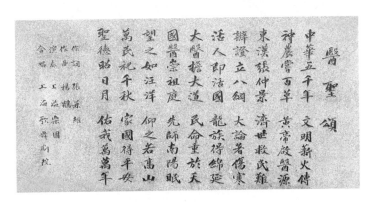

医圣颂

情的。张仲景不慌不忙地说出了其中的道理。原来他根据一冬无雪、气候干燥、百病杂生的现象，推测来年春天瘟疫定会流行。而那荒郊野生的茅草根有清伏热、消瘀血、利小便的功能，正是治瘟疫的良药。

（二）华佗妙方化解婆媳关系

焦郡有户人家，婆媳不和，常因芝麻小事闹得不可开交。一天，双方又起争端，媳妇突生歹念，竟去求神医华佗给她配一剂慢性毒药给婆婆吃，并能在其致命后，无法验出死因。华佗深知事态严重，却不便直说，写下处方：

> 葛根熬鸡汤，每日服三次，
>
> 用心伺候好，百日见阎王。

并再三嘱咐媳妇，一定要亲自服侍婆婆吃此药，更要和颜悦色，使其安心服用才能有效。若途中中断，则不灵验。媳妇持方感谢离去。回家之后，按华佗嘱咐伺候婆婆服药。服到九十九天的时候，媳妇又来求华佗。奇怪的是，这次媳妇前来，不是催命，而是向华佗求解药，为婆婆续命的。

原来，婆婆吃了"毒药"后，一改常态，不再对媳妇恶言恶语，而且同媳妇抢着做家务，有好东西让着媳妇吃，疼爱媳妇如己出。这般好的婆婆，媳妇怎忍心让她中毒死掉呢？明日就是最后期限了，媳妇只好来求神医搭救。

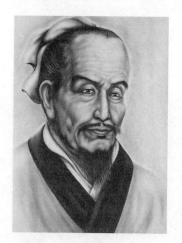

华佗

华佗闻言，不禁莞尔一笑，又开出一方：

> 葛根熬鸡汤，解毒最灵光，
>
> 每日服三次，长寿又健康。

之后嘱咐媳妇继续让婆婆服用。原来"葛根熬鸡汤"并非毒药，而是滋补佳品。故而三月之久，婆婆的身心越来越健康，不但化解了婆媳的怨恨，婆媳感情也融洽起来，自然和好一家人了！

（三）何澄不贪财与色

北宋宣和年间，有一读书人患了病，治了多年也不见好。他的妻子年轻漂亮，心地善良。她看到丈夫的病一天比一天严重，没有办法，天天哭泣。

一天，妻子上街买菜，听人议论说十多里外的地方有个叫何澄的医生，医术很高明。回家后，她看看病得不成样子的丈夫，又看了看四壁空空的房子，一咬牙,转身出了房门。

她独自来到何澄的家,把何澄叫出,看看四周没人,轻声说道:"先生,我相公病得厉害,为给他治病,我已荡尽了家产。如果您愿为他医治,我愿以身相报。"何澄听后,严肃地说:"娘子何出此言,为人治病,是医生的职责,你放心,我一定尽力医治,如果我做了不道德的事,就算躲过了人们的耳目,也会遭到老天爷的惩罚。"说着,拿上药,连夜来到读书人的家里。

经过一段时间的精心调治,读书人的身体一天天好了起来。

这天,何澄做了一个梦,梦见菩萨把他召入神祠,神祠中的判官对他说:"你为人治病有功,不在患者困难之际搜罗钱财、不贪女色,菩萨将保佑你升官发财。"

说来也巧,第二年,东宫皇后病了,外面贴出了告示:谁能治好,赏金一千两,并官封太医丞。何澄和许多高明医生都应召到京城为皇后治病,其他医生都束手无策,何澄只用了一剂药,就治好了东宫皇后的病。皇上大喜,果真赏他黄金千两,并封作太医丞。

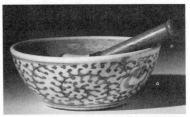

明代研钵

(四) 叶天士治贫病

一天,叶桂(叶天士)正在药房给患者号脉,忽见一个衣衫破烂的人冒冒失失地闯了进来。他不等主人问语,就拱一拱双手说:"向先生请安!听说先生是当今的活神仙,能治百病。我有一致命的病症,不知先生能治否?"叶桂说:"只要我能治得好,一定效劳,你有什么病但说无妨。"

那人说:"人不欺病,病难欺人。其实我一无内患,二无外伤,只是太贫穷了,你可会治贫吗?"叶桂还没回答,来看病的人却火了:"我看你这个人是无理取闹!走遍天下,哪有医生能治贫的?"不料叶桂捋着长须笑道:"贫也算种病嘛,既无佳肴滋补,又平添忧愁伤身,可谓有损元气。不过要治它也不太难。我看这样吧,我给你一些橄榄,只许你吃肉,留下核,再把它种下,到明年自然就不穷了。"

看病的人听了这番话,如坠云雾。来人也觉得种橄榄核与治贫是风马牛不相及的事,本当不信,又见叶桂说得诚恳,便拿着几枚橄榄满腹狐疑地回去了。

那人抱着试一试的想法,照叶天士的话办了。第二年,橄榄树就长高了。

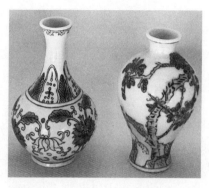

药瓶

挺拔的小树上长满了绿叶,就是不开花,不结果。那人想:无果树有啥用? 就去问叶天士。叶天士笑道:"到时候了,过几天自有人送钱来。"那人还是不信,悻悻地回家了。没过三天,怪事出现了,买橄榄叶的人竟像赶会一样接踵而来。虽然每人只买几片,价钱也便宜,但一树浓叶何止万千,所以那人为此发了个小财。再以这笔钱做个小本买卖,不久便成了小康之家。

他十分感激叶天士,抽空带了一份厚礼去向这位神医道谢,并探问其中的奥妙。叶天士婉言谢绝了对方的馈赠,却把买橄榄叶的秘密告诉了他。

原来,叶天士早料到这一季节有某种传染病流行,配制医治此病的药物少不了橄榄叶,所以在开药方时,每方必加几片。俗话说:"药不分贵贱,能治病就是好药。"可满城的药店就是没有这东西,患者只好在叶天士的指点下,到那人的住处买橄榄叶了。这也是叶天士平时遵循医德,乐善好施,对贫苦人的一片心意。

(五) 为患者着想的白马医生

清嘉庆、道光年间,在锡金(时无锡划为无锡、金匮两县,县城称锡金)的街道上和农村的土路上,有时会见到一匹没有一根杂色毛鬃的白马在奔驰,马身上骑着一位身穿长袍、上套马褂的人,他斜背着一个装有方笺笔墨的青布包袱,在急急地赶路。熟悉他的人都知道,这是在江南一带颇有名气的医生王旭高。

王旭高为什么要骑着马去为患者治病呢? 像这样的名医,患者要是请他出诊,照当时的做法,不用"八抬大轿",也得用"青布小轿"来抬的。官宦富贵人家有轿自不用说,普通人家也得要到"轿行"雇一顶轿子,来请这名医的。

王旭高认为,家里有人生病,原本就很痛苦,请医买药,花费也很多。有钱人家自是不用愁,然而对贫苦人家来说却无异是雪上加霜。因此,他特地养了一匹白马,患者请他出诊,近的步行去,路途较远的就骑着马去。许多人都亲切地称他为白马医生。

王旭高这样的名医,请他出诊的患者自然多。他出诊有个习惯,总是先到贫苦的人家,然后才去富贵人家。有人曾问他为何要这样做? 他说:"富贵人家稍稍有点小病,就会大惊小怪,找医生诊治。贫苦人家呢?病不到严重时是不会请医生的,更不用说找有点名气的医生了。这是我多年行医得出的经验。只要是贫苦人家找我,不仅要先去,而且即使深更半夜,我也会赶去的。"

王旭高为贫苦人家治病,一般是不收诊金的。遇到家境十分贫寒的,他在处方的右上角写上"记账月结"四个字,加盖上他的印章。要病家去药店抓药时不用付钱,钱由他来结算。病家自然千恩万谢,称他为善人。王旭高说过这样一番话:"医,仁术也。其心仁,其术智。爱人好生为之仁;聪明权变为

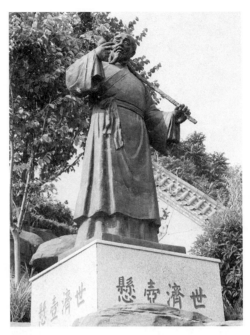

悬壶济世

之智。仁者余而智不足,尚不失为诚厚之士;若智有余而仁不足,则流为欺世虚妄之徒。"这番话他是对学生讲的,也是他一生行医高尚品德的写照。

王旭高为患者治病,只要他认为自己诊断正确、用药恰当,就敢于坚持,承担风险。在他刚独立行医不久,有一个50多岁妇女患有胸闷、恶心、体温较高的病症,曾延医诊治,施以疏通发散药,10多天未有好转,转请王旭高治疗。王旭高诊断患者已中气虚弱,感寒尚未除,处以中补、发散药方。病家不放心,请另一较有名气的医生会诊。那位医生认为患者10多天没有大便,不宜中补,而应用通便药物。王旭高明明感到患者已虚亏,用通便药很可能发生意外,但他没有坚持。果然,患者服用通便药后发生虚脱,抢救无效死亡。王旭高对此十分悔憾,后以此为戒,并教育门下弟子行医时一定要对患者负责。

(六)王孟英推心置腹治患者

从前有个穷书生叫张养之,他没有钱,只有靠写毛笔字卖钱来养活一家人。他身体一直不好,经常怕冷,大热的天别人穿件单衣服,他却穿好几层衣服还觉得寒冷。这次他发病比较重,不但怕冷,而且头疼,咳嗽。他自己服了一些温补的药,结果没有见效,还是冷得不行,于是就把王孟英给请来了。

王孟英来了之后,一进张养之的家门,也是大吃一惊,江南九月的天还很

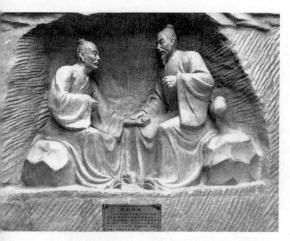

药到病除

热，但在张养之家里，他的床前围了好几层的幔帐，而且地上生着火炉。张养之在床上披着棉衣服，还在那儿冷得哆嗦呢。

王孟英一看这病确实很重，于是就给张养之诊脉，诊得的脉象是：脉沉，重按，按到骨头缝那儿，弦滑，诊完这个脉象，王孟英的心里就有数了。他就对张养之说："你这个病看上去像是有寒邪，又像是阳虚，其实都不是。你这个病是由热邪潜藏在身体的最里边引起的。为什么呢？中医诊脉轻轻取的时候，号的是你体表的症状，按下去的时候，沉取号的是你体内的症状。你的脉按到骨头缝那儿是弦滑，说明你的热潜藏得非常深，我现在需要用苦寒的药把你的热泻掉，这样你的病就好了。"

张养之一听吓坏了，说："您没说错吧，我都冷成这样了，披着棉袄还哆嗦，您还要用苦寒的药给我泻热，我哪里来的热啊！"他不相信。于是他对王孟英说："我一个人的生死，关系到一家人的命，希望医生能可怜我一家人，认真把我救活。"

王孟英就说："为什么热邪潜藏在里边会觉得外边凉呢，是因为热邪阻碍了你身体气血的运行，气血供应不到体表来了，所以你体表会感觉到凉，这是一个假象，在中医里边叫"真热假寒"，很容易诊断错误。"

王孟英为了说服张养之，还提笔详细写了这个病的来由，张养之拿这个病历一看很合理，于是就按照王孟英的吩咐喝了三剂药，但他的病情并没有明显的好转。这下张养之家就乱了，亲戚朋友来了很多，都看着呢，都说这人冷成这样了，大夫还用寒凉的药给他泻热，这不胡闹吗？您看三剂药没见效吧。于是大家就七嘴八舌开始议论。有一个姓于的亲戚在亲属中开始扬言说："张养之这条小命一定得让王孟英给治死了。"

这下张养之心里就乱了，因为亲戚朋友都这么说，最后他就听从亲戚朋友们的安排，另外请两位医生来给他看病。这两位医生来了之后，一看他冷成这样，立即判断是阳虚，前边温补的药不够，我们再给你加上温补的药。于是就开了温补的药。不知道谁的嘴特别快，王孟英马上就听说了这个消息。如果是一般的大夫，你不请我，请别的医生去了，治坏了别来找我，我可就不管了。

但是王孟英想治的是这个病，所以他二话不说，披上衣服直奔张养之家，进了张家以后，他连正眼都没看在大厅里坐着的那两位医生，直奔卧室来到张养之的床前。

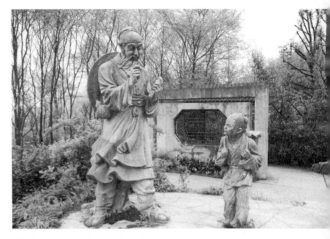

采药

张养之这时候正在床上趴着呢，一看王孟英来了，很不好意思，但是还没等张养之开口，王孟英先说话了，他说："养之，如果我们不曾相识，如果你没找过我，我没听说过你有病这事，我可以不管。如果你是一个有钱人，你有的是钱，你愿意请多少医生就请多少医生，我也可以不管。可是现在你是一介贫士，一个穷书生，你哪里有钱请那么多医生啊，而且你请的医生如果来了就能洞悉病情，开方就见效，我定要极力赞成这件事。可是并非如此，这些医生我太了解了，他们来了一看你冷成这样一定用温补的药，是不是？"

王孟英顺手打床头把这个方子抄下来了，一看果然如此，全是温补的药，说："这个方子你服下去可就危险了。养之，现在我求你把这两位医生赶快辞去，我们把诊金省下来，用点钱去买药，这是你救命的钱呀。"张养之趴在床上都傻了，没见过这种医生，跟他这么推心置腹讲话，瞪眼看着王孟英。

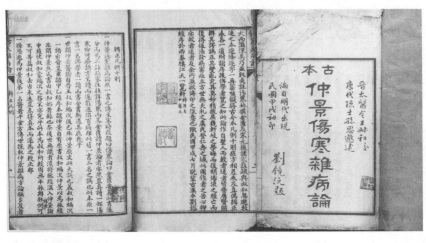

伤寒杂病论古本

王孟英接着说:"如果你真要是虚寒的症状,我这寒凉的药下去,你早该不行了,你早就受不了了啊,为什么现在这个病没变化呢,因为正邪此刻正相持在这儿,我只要再加大一点分量,这天平就该倾斜了,现在我们再坚持一下行不行?"张养之实在是没话说了,对这种推心置腹的医生,他彻底被感动了,于是就按照王孟英的说法,把那两位医生辞掉,服了王孟英的药物。

三剂药以后,他就解下了漆黑色的大便,同时身体怕冷的症状开始慢慢缓解了,十剂药以后,大便的颜色就正常了。在王孟英的医案里把大便颜色正常作为一个人恢复的标志,说明这个人的消化系统,中医称为脾胃功能开始恢复正常了。继续治疗后,张养之就彻底恢复了健康,并且没过多久还生了一个小宝宝。后来王孟英的朋友们在给王孟英整理医书的时候,张养之就把这个医案拿了出来,同时还在后边附了一句话。他说:"孟英之手眼或可得而学也,孟英之心地,不可得而及也。"意思是说王孟英的技术水平你们大家或许可以去学习,或许能学到,但是王孟英对待患者的这种热情却是难以超越。

二、以德报怨救人

(一)"扫叶庄"与"踏雪斋"杏林传闻

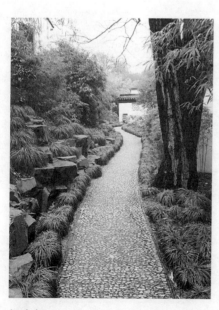

扫叶庄

清朝,江苏吴县出了几位名医,最有名的一位叫叶桂,字天士,号香岩,还有一位差不多和他齐名的名医叫薛雪,字生白,号一瓢。叶、薛二位既是同乡,又是好朋友,两家住得也很近。

有个更夫患水肿病,求薛氏诊治,薛雪认为该患者已病入膏肓,便推辞未治。更夫回家时,晕倒在路旁。正巧被叶天士发现,经过认真诊查,他认为该病是因为更夫常年受有毒的蚊香熏染而成,经精心调治后病愈。更夫将此事告知众人,一时间城里人人皆晓。

薛雪得知后,对叶天士又嫉妒又恼火,深感体面有失,声誉受毁,遂决定与叶天士比个雌雄,以挽回面子。为此,自名所居为"扫叶庄",并手书匾额悬挂门首。此事被叶天士得知,极为愤怒,本来二人就互不相让,此时更是怒火上冲,立即应战,草书横匾"踏雪斋"于书斋门首,以表对薛雪绝不示弱。

正在两者跃跃欲试,准备争个高低的时候,叶天士的老母忽然病倒,虽经天士精心医治,仍不见好转,叶天士深为焦虑。薛雪的弟弟与叶天士平日要好,便将叶母的病情告诉了薛雪,薛雪详知病情后,认为其病毒阳明经证,非重用白虎汤不能扑灭其熊熊之火,生石膏须用至二斤方能奏效。薛弟将哥哥的意见告知叶天士,叶天士方恍然大悟,急煎重剂白虎汤,服后果然病痊。

事后,叶天士非常佩服薛雪的医术,便将往日的积怨一抛,主动登门拜访薛雪,薛雪备受感动,深感内疚,当即摘下"扫叶庄"那块横匾,表示了歉意。

从此,两位名家互相学习,共同研究,同为祖国医学的温病学说做出了重大贡献。

(二) 以德报怨治小儿

在明代嘉靖辛丑年(公元 1541 年)间,罗田县富绅胡元溪有个 4 岁的儿子于农历二月间患咳嗽,急于请儿科医生诊治。

因胡、万两家有宿怨。所以胡元溪故意不请万密斋,只请其他医生诊治。先后换了好几个医生,非但未能治愈,病情反而恶化。到了秋季,不但咳嗽加重,而且"痰血并来"。到了农历九月间,病势更为严重,已经到了危急状态。

实在不得已,胡元溪这才决定请万密斋(万全)给儿子看病。事前还专为此事求神卜卦,直到得了吉祥之卦,这才来请万密斋。万密斋虽然对胡元溪很反感,相处很别扭,但他认为此时抢救小儿性命最为要紧,其他均不宜计较,应当胸怀宽广地对待此事。他说:"我只一心想着这孩子的性命,便不记宿怨了。"于是立即前往胡家诊治。

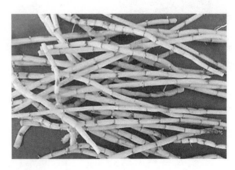

白茅根

万密斋对胡家孩子进行了详细的诊查,又查看了前面几个医生所开的处方。确认是由于误治导致病情加重。本来春季应当抑肝补脾,以滋肺之化源,而医生却误用了泻肺的方法;夏季应当清心养肺,治以寒凉,而医生又误用了温热之药治疗。现今时值九月,乃深秋时节,必须要用清金降火润肺凉血的方药治疗,而且非三五十剂不能奏效。于是,万密斋对胡元溪说:"你孩子的病,是肺有虚火,所幸已过了深秋,现肺金旺故可以治好。但需一个月才能成功。"胡元溪却说:"怎么要这么长时间呢?"万密斋耐心地解释说,病已经拖了半年多时间,迁延日久,三五天是无法治好的。胡元溪终究还是抱着怀疑的态度。

万密斋给胡家孩子开了一个处方,名为清肺降火茅根汤。其组成药物是:天门冬、麦门冬、知母、贝母、桔梗、生甘草、陈皮(去白)、枳壳、阿胶、黄芩、苏叶等水煎,取白茅根汁和饮之。五剂后,咳减十分之七,口鼻之血已止。胡元溪却嫌好得太慢,他怀疑万密斋不肯全力以赴地下功夫治疗。又改请新的医生万绍前来诊治。

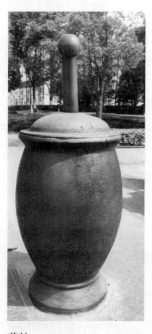

药钵

有人对万密斋说,胡家既然不信任你,你从此即可以撒手不管了。万密斋却语重心长地说:"他只有这么一个儿子,如果不照我的方法治疗,就没救了。我去之后,他再也不会来请我了,若误治了这个孩子。虽然不是我杀的,可也算是我的过失啊。"他决定留下来看新的医生万绍怎样处方,若处方对症则放心离去,如药方不妥就会提出修改意见。万密斋果然发现万绍所开处方很不对症,当即提出修改意见,万绍却拒不接受。胡元溪也帮腔说这是秘方,不必修改,并且怀疑万密斋是在嫉妒同行。万密斋说:"我是为这孩子担忧,并不是嫉妒。"万密斋不无忧虑地摸着小儿的头说:"(此药)且少吃些,可怜这病若是再加剧下去便没救了。"说罢,他就回去了。

胡家小儿吃了万绍所开处的方药之后。咳嗽复发,而且气促吐血,病势陡然危重起来。孩子哭着说:"我吃万密斋先生的药好些。爷请这人来,是要毒死我啊!"胡元溪的妻子大骂丈夫愚蠢固执,不该辞退万密斋而另请他人。胡元溪到了此时才感到后悔不已,只好硬着头皮再次前往向万密斋求治。

其时,万密斋正在朋友家饮酒已经大醉,胡元溪只好赶到那里等待,直至夜半万密斋才酒醒,胡元溪一边检讨,一边恳请万密斋再次出诊。万密斋长叹一声说:"早听我的,就不会有今天的后悔。要我调治,必须去掉嫌疑心。以一个月为期。"万密斋重新来到胡家,胡元溪的妻子当即取出白银五十两做酬金,并说待孩子痊愈后再付白银五十两作为酬谢。万密斋说:"只要信我用我,让我集中精力治好了病,不在谢金多少。"万密斋仍然开出清肺降火茅根汤予以加减化裁而治,效果良好。仅仅历时 17 天就将胡家小儿治愈了。

明代著名儿科医家万密斋不但医术十分精湛,而且医德非常高尚,至今仍值得人们效法和学习。

(三)以医德感化强盗

马培之的家乡附近有一个强盗,骚扰乡民,作恶多端。有一次,这个强盗右手中指被人砍伤致感染,手掌红肿、疼痛,伴发热畏寒,病势危笃。请了几位郎中医治,都没有见到效果。乡人闻知,拍手称快,称其恶有恶报。

强盗派人央求马培之救治,马培之认为,医有医德,人有人道,视死不救,有悖医道,遂毅然前往。经马培之的诊治,几天后强盗手指完好如初。马培之就医论医,由医及道。对强盗说:"你的病乃'掌心毒',祸因嗜食膏粱厚味,贪淫纵欲,先亏其本,复因外伤染上邪毒,使病势炽热。此后需防复发,发则难治,于今宜清心寡欲,与人为善,多积阴德,必有善果。此功德非医辈所能及,望壮士自重。"

从此,强盗把他当成救命恩人,甚为敬重,并在马培之的引导下改邪归正。

三、高尚医德传人

(一)淳于意倾囊相授

淳于意学艺之时,他的老师公孙光曾告诫他:"我所知道的妙方,都教给你了,你不要告诉别人。"等到淳于意拜公乘阳庆为师时,其师又警告说:"千万不要让我的后代知道你得到的医方。"淳于意也信誓旦旦:"死也不敢随便传授!"

等到淳于意成为国医,许多诸侯派侍医跟随他学习。淳于意丝毫不吝惜自己所学,悉心指导学生。他曾先后教授临淄宋邑,济北王太医高期、王禹,淄川王太仓马长冯信,以及高水侯家丞权信,临淄召里唐安。公孙光、公乘阳庆教淳于意一人,淳于意却传授了六人。

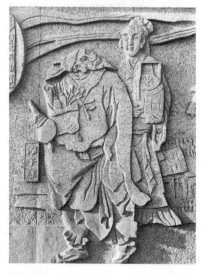

淳于意

中医方术历来秘而不宣,父子相传,一般不外传,视中医秘方为谋生的良法,所以秘方特别多,这种风气至今不衰,而淳于意却公开他的知识,把方药告知天下百姓。天下的优秀医生越多,得益于医生的人数就会越多,那么人民的病痛就越少。这大公无私的精神值得我们借鉴。

(二) 宋慈不泥师教

宋慈,字惠父,汉族,建阳(今属福建南平)人,与理学大师朱熹同乡,祖籍河北邢台市南和县,唐相宋璟后人,生于南宋孝宗淳熙十三年(1186年),南宋著名法医学家,中外法医界普遍认为是宋慈于公元1235年开创了"法医鉴定学",因此宋慈被尊为世界法医学鼻祖。公元1247年著有《洗冤集录》五卷,是我国第一部系统的法医学专著,也是世界最早的法医学专著,广传国内外,对于医学的发展有重大贡献。

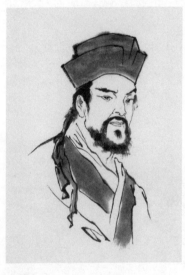

宋慈

按照理学"视、听、言、动非礼不为""内无妄思,外无妄动"的教条,在检验尸体之时,都要把隐秘部分遮盖起来,以免"妄思""妄动"之嫌。

宋慈出于检验的实际需要,一反当时的伦理观念和具体做法,彻底打破尸体检验的禁区。他告诫当检官员:切不可令人遮蔽隐秘处,所有孔窍,都必须"细验",看其中是否插入针、刀等致命的异物。并特意指出:"凡验妇人,不可羞避",应抬到"光明平稳处"。如果死者是富家使女,还要把尸体抬到大路上进行检验,"令众人见,一避嫌疑"。如此检验尸体,在当时的理学家即道学家看来,未免太"邪"了。但这对查清案情,防止相关人员利用这种伦理观念掩盖案件真相,是非常必要的。

宋氏毅然服从实际,而将道学之气一扫而光,这是难能可贵的。只是由于宋氏出身于朱门,不便像同时期的陈亮、叶适等思想家那样,公开地批判程朱的唯心主义。但他用自己的行为和科学著作提倡求实求真的唯物主义思想,此与陈、叶的批判,具有同样的积极意义。

（三）药谜师训

李东垣医术高明，曾治好不少疑难杂症，还著有《脾胃论》《内外伤辨惑论》等医书。拜他为师及找他学医的人不少。其中有一个叫罗天益的，是邻近赵州人。他慕名而来，勤奋学习，很受李东垣的赏识。3年过后，罗天益出师了。临别时，李东垣拿出早已准备好的一个红纸包，里面装有一些钱，作为礼物，要送给这位学生。"老师毫无保留地把技术传给我，我终生不忘，怎好再收您的钱呢？"罗天益说什么也不肯接受。

李东垣笑吟吟地说："我这红纸包里的钱，不同一般，它是我对你的一点儿心意，是给你买物件的，而这几个物件，作为一个好医生是必须具备的。""那我可以自己拿钱买。""自己拿钱买，意义就不同了。"罗天益一时也猜不透老师的意思，只好接过这个红纸包。

罗天益回到赵州老家，打开红纸包一看，里面除了一些钱外，红纸上面还写着三首诗谜：①淡竹枳壳制防风，内藏红花在当中。熟地或须用半夏，坐地车前仗此公；②在外肥又胖，在家瘦模样，忙时汗淋淋，闲时靠着墙；③少时青青老来黄，千锤百结打成双。送君千里终须别，弃旧迎新抛路旁。

罗天益仔细一想，原来这三个谜语的谜底是"灯笼""雨伞""草鞋"。这才明白老师的一番心意，要他常备这三件东西，不辞劳苦，做一个好医生。

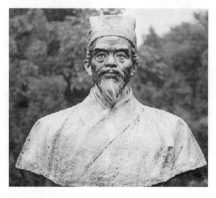

李东垣

从此，罗天益果然牢记老师的教导，不论白天黑夜，不管山高路远，只要有人请他去看病，他都不辞劳苦地出诊。后来，罗天益不仅医术高明，而且医德高尚，终于成为河北一带有口皆碑的好医生。

四、以身试药救人

（一）以身试曼陀罗花毒

有人说，北方有一种药物，名叫曼陀罗花，吃了以后会使人手舞足蹈，严重的还会麻醉。李时珍为了寻找曼陀罗花，离开了家乡，来到北方。终于发现了独茎直上高有四、五尺,叶像茄子叶,花像牵牛花,早开夜合的曼陀罗花。他又为了掌握曼陀罗花的性能,亲自尝试"乃验也",并记下了"割疮灸火,宜先服此,则不觉苦也"。据现代药理分析,曼陀罗花含有东莨菪碱,对中枢神经有兴奋大脑和延髓作用,有对抗或麻痹副交感神经作用。

李时珍在做曼陀罗花毒性试验时,联想到本草书上关于大豆有解百药毒的记载,也进行了多次试验,证实了单独使用大豆是不可能起解毒作用的,如果再加上一味甘草,就有良好的效果,并说:"如此之事,不可不知"。

(二) 善于观察总结试药性

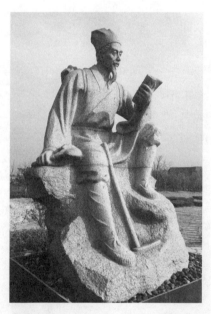

李时珍

李时珍利用太医院良好的学习环境,不但阅读了大量医书,而且对经史百家、方志类书、稗官野史,也都广泛参考。同时仔细观察了国外进口以及国内贵重药材,对它们的形态、特性、产地都一一加以记录。

过了一年左右,为了修改本草书,他再也不愿担耽下去了,便辞职返家。在回家的路上,一天,李时珍投宿在一个驿站,遇见几个替官府赶车的马夫,围着一个小锅,煮着连根带叶的野草。李时珍上前询问,马夫告诉说:"我们赶车人,整年累月地在外奔跑,损伤筋骨是常有之事,如将这药草煮汤喝了,就能舒筋活血。"这药草原名叫"鼓子花",又叫"旋花",李时珍将马夫介绍的经验记录了下来,写道:旋花有"益气续筋"之用。此事使李时珍意识到修改本草书要到实践中去,才能有所发现。

五、医术高超戏王侯

清朝道光皇帝有个妹夫,因为是先帝嘉庆的驸马,权势很大。

有一天,王清任从这个驸马府门前过,看见几个兵卒把一个人抛出大门。王清任跑到跟前一看,被抛出来的这个人,原来也是宫廷里的一位他所熟悉的医生,被打得浑身紫一块、青一块,已经昏迷不醒。

这时,一位值班的门官跑到跟前,悄悄对他说:"王太医,你快走吧,省得招惹是非。"这位门官咋认得王清任呢?原来王清任不论到了哪里,都喜欢帮助下层人。他得知这位门官家中有一位患哮喘病的老母亲,好多年也没有治好,就亲自到门官家中,给老人看病。开了个药方,老人一连吃了几服药后,哮喘病就好了,所以这个门官对王清任感恩戴德。这天,正该这个门官站岗,这才遇见了王清任,劝他赶紧离开。

门官把嘴凑近王清任的耳朵小声说:"驸马爷有个十七八岁的格格。几个月来,肚子一天比一天大起来。一连请了几位医生,都说是怀孕,因为这些医生都不知道格格尚未婚配。驸马爷还能不发火?该着这几位医生倒霉呀。要是请到你,那可就麻烦了。"

王清任问:"格格到底是咋得的病?"

门官说:"这个格格很不正经,我看十有八九是真的有了身孕。王太医,我跟你讲的这些话,你可千万别跟别人说,要是让驸马爷知道喽,我可就没命啦。"

王清任点了点头,然后把受伤的医生背到自己的住处。受伤的医生苏醒过来以后,王清任问他到底是怎么一回事。受伤的医生说:"经过我的诊断,格格确实是有孕在身,可我哪儿知道她还未出嫁呀!话一出口,驸马爷就炸了,吩咐人把我打了一顿,还说,要是请来医术高手,治好了格格的病,不是怀孕,还要拿我问罪呢。"

王清任问:"据你诊断,这个格格的身孕有几个月了?"

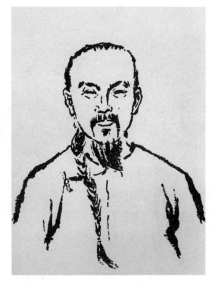

王清任

"凭我多年行医的经验,产期将在一个月内。如果请到你,你就随口瞎说一种病,然后开个打胎的药方,把胎儿打下去,既顾全了他家的面子,又可免受皮肉之苦。"

王清任摇摇头说:"如果把格格的胎儿偷着打下来,他不就有了治你罪的说辞了吗?"

"那,那该咋办呢?"

"这你就放心吧,我事先打个主意,心中好有个谱,以防万一。"

第二天，王清任去太医院，跟上司请假十天，说探望患病的老母。准假以后，马不停蹄，回到了老家玉田县鸦鸿桥镇。在家歇了一宿，天刚亮，他就骑马来到凤凰山、大城山和现在的南湖一带。

大起早他急忙到这儿来干啥呢？原来，他在进入皇宫当太医以前，在老家玉田、唐山、滦县一带行医，同时还要在身上背着个药袋子采药。大南湖地区由于山水平原丘陵占全，四季分明，雨水丰沛，所产草药品种多，药性好，王清任对此了如指掌。所以他清早到这儿搜寻所需要的草药，到了中午，把所需的草药采集齐全，就又回老家了。到了家里，他就把草药洗净晾干，然后熬制成丸，几天后就回京复职。

说也巧，回京第二天一早，驸马爷就派一顶轿子来接王清任，去给格格看病。

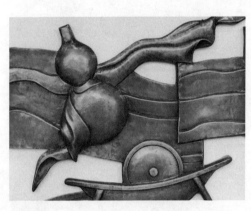

药葫芦

一进内室，驸马爷就对王清任说："这是我家格格，肚子一天比一天大，依我看，不是水鼓就是气鼓，可是请过几个医生，净是胡说八道，听说你医道高明，只好劳你大驾了。"

王清任心里明白，这是给他的暗示，就说："不论水鼓气鼓，张嘴一看舌苔便知。"

格格刚把嘴张开，王清任趁势把事先藏在手指里的一个小药丸，"嗖"地弹入她的嗓子眼里。

不久，只见格格在床上打起滚来，豆粒大的汗珠子，从脸上一嘟噜一串地往下掉。咧着嘴直嚷："哎哟，肚子好疼啊，疼死我啦。"

驸马爷慌了神，忙问："咋回事？"

王清任说："您老别急，格格的肚子疼，说明病快除了，咱们先到外边下盘棋吧。"

驸马爷火了："我还有心思下棋？如果格格有个好歹呢？"

王清任说："您老只管放心，如果给格格治坏喽，您老就一刀把我砍了。"

没办法，驸马爷只好同王清任来到屋外，对坐下棋，一盘棋还没下完，就听内室传来"呱"的小孩啼哭声。再看驸马爷的脸，红一阵白一阵。

王清任站起身说："驸马爷，格格的病已经治好，我告辞了。"说罢，一甩袖子,走了。

驸马爷做梦也没有想到王清任往格格嗓子眼里弹的是催产丸。孩子一生下来,丑事像风一样传了出去,他的脸面也丢尽了。能不恨王清任吗?于是就寻机报复王清任,那位门官就给王清任通风报信。王清任知道后果难料,便逃离了京城,回家乡玉田县鸦鸿桥行医去了。

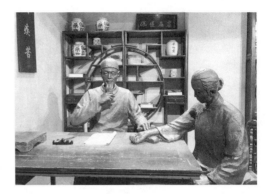

把脉

第四章

大 医 精 诚

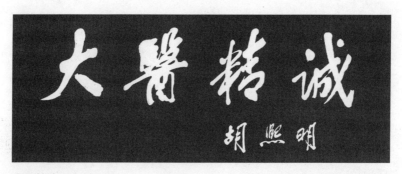

大医精诚

一、中医辨证施治传奇

"辨证施治"也叫"辨证论治",是中医学的专业术语。就是说,首先要运用各种诊断方法,辨别各种不同的证候,对患者的生理特点以及时令节气、地区环境、生活习俗等因素进行综合分析,研究其致病的原因,然后确定恰当的治疗方法。

(一)辨证施治,同病异治

1. 张仲景辨证治感冒

中医看病,都非常重视"辨证施治"。但在张仲景之前,尚未形成一套系统临床方法。张仲景把自己积累的经验进行了科学的总结,才形成了比较完善的体系。

有一次,两个患者同时来找张仲景看病,都说头痛、发烧、咳嗽、鼻塞。经过询问,原来二人都淋了一场大雨。张仲景给他们切了脉,确诊为感冒,并给他们各开了剂量相同的麻黄汤,发汗解热。

第二天,一个患者的家属早早就跑来找张仲景,说患者服了药以后,出了一身大汗,但头痛得比昨天更厉害了。张仲景听后很纳闷,以为自己诊断出了差错,赶紧跑到另一个患者家里去探望。患者说服了药后出了一身汗,病好了一大半。张仲景更觉得奇怪,为什么同样的病,服相同的药,疗效却不一样呢?他仔细回忆昨天诊治时的情景,猛然想起在给第一个患者切脉时,患者手心里有汗,脉也较弱,而第二个患者手心里却无汗,他在诊断时忽略了这些差异。

患者本来就有汗,再服下发汗的药,不就更加赢弱了吗?这样不但治不好病,反而会使病情加重。于是他立即改变治疗方法,给患者重新开方抓药,结果患者的病情很快便好转了。这件事给他留下了深刻的教训。同样是感冒,表征不同,治疗方法也不应相同。他认为各种治疗方法,需要医生根据实际情况运用,不能一成不变。

张仲景系统地总结了"辨证施治",他的医术大大提高,技艺超群,被后世尊称为"医圣"。

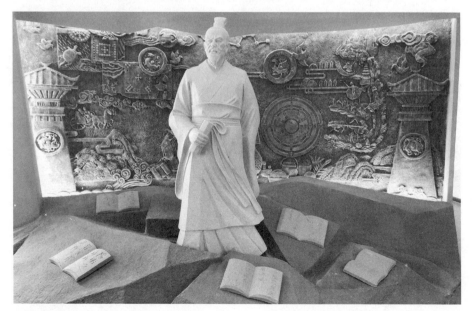

医圣张仲景

2. 华佗辨证治头痛发热

郡府中的官吏倪寻、李延一块儿来找华佗看病,两人都是头痛发热,症状完全一样。

华佗说:"倪寻应当泻下,李延应当发汗。"有人提出疑问说为什么同病而治疗方法不同。华佗说:"倪寻的身体外实内虚,李延的身体内实外虚,所以治疗他们应当用不同的方法。"

随即给两人不同的药物,次日早晨两人的病都好了。

3. 辨证治喉病

有一次烈祖患了喉病,咽喉部又痒又涩,饮食困难,进服数剂药都不见效,请吴廷绍诊治,服"楮实汤",一剂服下,喉病就好了。

宰相冯延已患脑痛病好几年,请过几位名医治疗,疗效都不佳。请吴廷绍诊治,诊脉之后,他向冯延家人打听他平常最爱吃什么食物,家人说他爱吃山鸡、鹧鸪。廷绍就让他服用姜豆汤,一剂药服下,脑痛病马上就好了。

众医纷纷议论,他们问廷绍其中的原因,廷绍说:"烈祖经常服用金石类药物,阴气偏重,木郁不伸,我要他服下楮实汤,气郁得舒,木气旺则阴气不能结,所以他的喉症就好了。宰相爱吃山鸡、鹧鸪,而这两类鸟都喜欢吃乌头、半夏,姜豆汤正能解乌头、半夏之毒,所以给他服姜豆汤,其脑痛病可以治愈。"

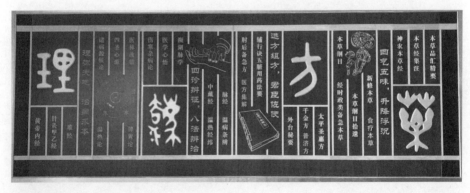

理法方药

4. 滑寿辨证治痢疾

滑寿(约1304—1386年),字伯仁,晚号樱宁生,元代大医学家,祖籍襄城(今河南襄城县),后迁仪真(今江苏仪征县),又迁余姚(今浙江余姚县)。他不仅精通《素问》《难经》,而且融通张仲景、刘守真、李东垣三家学说,所以给人治病有"奇验",他还著有《读伤寒论抄》等医书多种。"所至人争延,以得诊视决生死为无憾"。他更以"无问贫富皆往治,报不报弗较也"的崇高医德,受到时人的赞誉。

有两位女患者,同在七、八月间患痢疾。

其中一人大热喘闷,脉鼓急,滑寿诊后说这病危已不可治;另一人微热、小便通利,脉洪大而虚软,滑寿说此人可治。马上用下法,而后又用苦坚之剂,果然一死一愈。

5. 李时珍同病异治见奇效

1518 年,李言闻的第二个儿子李时珍出世了。当时,没有一个人会想到这个瘦弱的男孩,日后会成为明代伟大的医药学家、世界文化名人之一。

在李家后院,种着好多药草,都是喜欢研究药物的李言闻采来的。李时珍从蹒跚学步之日起,就和这些草木结下了不解之缘。他喜欢看这些花草发芽、开花、结果;喜欢看父亲怎样把它们制成草药,为别人治病。随着年龄的增长,他对这些草药的性能日渐了解,

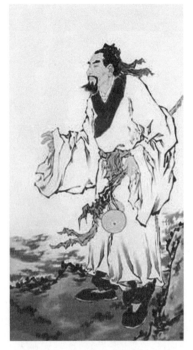

滑寿

越发如痴如醉,整日消磨在庭园之中。当时,医生被豪绅贵族视为"下九流",社会地位十分卑微。李言闻对所受歧视刻骨铭心,自然不愿让聪慧的小儿子重蹈覆辙,而把改换门庭的希望全部寄托在了时珍身上。

李时珍虽酷爱医学,但为了不辜负父亲的厚望,只好把心思暂放在那枯燥乏味的八股文章上。他聪明颖悟,才智过人,14 岁便考中了秀才。李言闻乐得心花怒放,以为这下儿子升官有望了。谁知事与愿违,从 17 岁起,李时珍接连 3 次乡试都名落孙山。严峻的现实,教育了李言闻,使他终于明白了一个道理:不能把自己的意志强加给儿子,强扭的瓜不甜啊。从此,李时珍放弃了功名,一心一意当起了郎中。

还在李时珍少年时代,李言闻就常把两个儿子带到自己充当诊所的道士庙"玄妙观"中,一面行医,一面教子读书,不时让孩子们帮助誊抄一下药方。李时珍耳濡目染,对行医的知识技能越来越熟,兴致也越来越浓,常常偷空放下八股文章,翻开父亲的医书,读得津津有味。《尔雅》中的《释草》《释木》《释鸟》《释兽》等篇,他都背诵如流。

一天,李言闻应病家之邀,带着长子出诊去了,玄妙观中只剩下时珍一人。这时,来了两位患者,一个是火眼肿痛,一个是暴泻不止。李时珍思索了半晌,

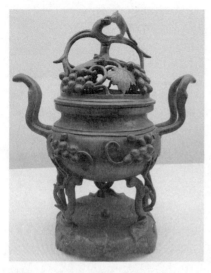

香炉

说道："父亲要到晚上才能回来。要不，我先给你们开个方子，试试看能不能治好，不行的话再找我父亲。"

那泻肚子的患者难受极了，迫不及待地说："好，好，郎中的公子开方子还能有错？"另一个患者也捂着红肿的双眼，连连催促时珍开方。李时珍便果断地开方取药，打发患者走了。李言闻回到家中，发现了小儿子开的药方，心一下子提到了嗓子眼儿，忙问："这是你开的？"时珍小声回答："是的，不知道对不对？"然后，把患者是什么症状，为什么要用这些药，这些药有什么性能等，一股脑儿说了一遍，讲得头头是道。李言闻一边听一边不住地点头，这才知道，儿子不仅读了不少医书，还能在实践中加以运用，对症下药，确实是块当大夫的材料，心中不觉又惊又喜。这时，做兄长的果珍在旁边听着弟弟大谈药性，十分羡慕，暗自下决心定要干件漂亮事，让父亲看看谁的医道高明。

事有凑巧，没过几天，又有两个眼痛和痢疾患者前来就诊，而那天正好只有果珍一人在诊所。他一见这两人和弟弟说起过的那两人病情一样，便不假思索，依照弟弟的方子作了处理。不料，第二天一早，这两个患者就找上门来，说服药后病情反而加重，要李言闻看看是怎么回事。

果珍在一旁不敢隐瞒，只好如实相告。李言闻一听就连呼"错矣"。果珍还不服气："同样的病，同样的药，为什么弟弟对，我偏错了？"李言闻答道："有的病症看上去差不多，实质却不一样。"接着，把为什么那天时珍要以艾草为主药，而今儿这两个患者却应该以黄连为主药的道理讲了一遍，把果珍说得心服口服。

李言闻总是这样，从医理和

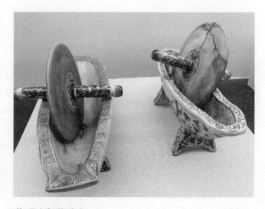

药碾（青花瓷）

病情两方面给孩子们灌输全面的医学知识,使两个儿子都大得裨益。

(二)异病同治传奇

乾隆末年,在家乡悬壶济世的王清任遇到两个奇怪的患者。

一个是 74 岁的老者,他晚上睡觉时一定要敞开胸脯,哪怕再冷的天也得如此,否则无法入睡。这个原因导致老人经常受寒感冒。另一个是年仅 24 岁的妇人,睡觉时总要一位女仆坐在她胸脯上,否则无法入睡。王清任根据多年行医经验诊断,两人的病证都与血液流通有关。血液流通不畅,长时间瘀积在某个器官或血管里,就会影响这个部位的生理功能,从而引发疾病。

王清任给两位患者服用了自己发明的"血府逐瘀汤",结果他们都很快治愈了。

二、中医内科治病传奇

(一)中医治头痛病传奇

1. 淳于意稻草烧的米汁治"洞风痛"

齐国有个姓淳于的司马病了,找淳于意去看。

淳于意切脉后告诉他,这是"洞风痛"。症状是:吃了喝了刚咽下去,马上就拉下来。得这种病的原因是刚吃饱了就跑引起的。"对!"患者马上回答说,"昨天我到君王家吃马肝,吃得很饱,正好家中有急事,我就赶紧骑快马跑回家,结果就拉了肚子,到现在已经几十次了。"淳于意告诉他,你只要喝点稻草烧的米汁,七八天就会好的。

患者按淳于意的话去做,结果真的七八天就痊愈了。

2. 淳于意毛巾冷敷加针灸治"蹶"病

淄川王病了,他头疼高烧,心情烦躁。

召淳于意去医治,淳于意诊脉后告诉他这是严重的"蹶"病,是因为洗完头发,没有擦干就睡觉,热气逆行侵入上部的头和肩

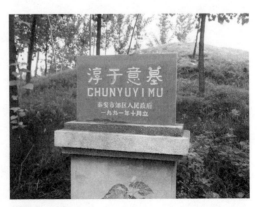

淳于意墓

引起的。于是就用毛巾冷敷他的头部,用针刺他的足阳明经脉,左右各刺了三针,病很快就好了。

3. 鼻吸药物祛头痛

申光逊精通医学,官任曹州(今山东)观察判官,有好友孙仲敖,家住桂林。申光逊前往拜见,仲敖将他迎入内室,头戴顶很厚的帽子与他相见,并说不是懒惰不除去头上帽子,实是头痛不耐寒,不敢拿去帽子。

申光逊即命人取来好酒一升多,用胡椒、干姜等药研末取半杯用温酒调匀,又从枕袋取出一小黑漆筒如筝项,将药放入里边,置于仲敖鼻前,让他尽力吸入,片瓤间则全身汗出,病遂痊愈。

4.“普济消毒饮”治大头病

李杲(李东垣)生活在兵荒马乱的年代,时有瘟疫流行。他见到许多人患了“大头天行”的病,头大得像西瓜一样,非常痛苦,便潜心钻研《内经》《伤寒》等书,终于研究出了一张方子。

当时一位张姓小伙子也病了,医生认为是邪气入侵,用了药,稍减一点,但几天后,渐至危笃。这时,有人说去找找李东垣吧。

李东垣心里也矛盾,许多人死去,心里很着急,可是也犹豫,再三考虑还是决定去看看吧。李东垣来到患者家,说这病我得想想,想清楚了才开方子,于是回家思考去了。想了许久,痛苦不堪。他看到这么多人死着急,思绪也乱,李东垣“废寝食,循流讨源,察标求本”,一直在想,到底是怎么回事。他想起了

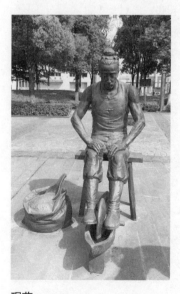

碾药

老师张元素,浮现出当时易水河边老师说过要考虑自然与人体的对应关系。李东垣明白了,这个思路是对的,于是再来到患者家,诊脉点头,对人们说,讲一个道理吧。人上半身与天气对应,下身与大地对应,头部肿大是因为邪气停留在心肺间,所以头部肿大,泻下就会进肠胃里了,诛伐无过,所以会越治越重。这时应该把药集中进攻人的心肺间,把热毒向上发散。

于是开方子,让人买了药,拿五钱熬水,再做丸含着。患者服药后就睡觉了,半夜时就不再咳嗽了,并且说他饿了,想喝粥。家人很高兴,李东垣欣慰地笑了。他知道有救了,没多久患者就恢复了健康。这个方子便是“普济消毒饮”。

5. 傅青主妙手治头痛病

傅青主有一个同乡混迹京城,忽然一天,患了头痛病,疼痛剧烈,找了好多医生,未能奏效。听说太医院有一号称国手的医生,能断人生死,屡试不爽。这个同乡急忙赶往求救。国手给他把了脉,沉吟良久说:"你这病还有一个月的时间,速回老家料理后事吧,再迟就晚了。"同乡闻听此言,一下子像霜打的茄子没了精神,人家是国手,诊得还能不准,他只好匆匆归乡。

正巧,傅青主来京城办事,途中遇到了这位老乡,问他干吗这么急匆匆地回老家?同乡告之生病了。傅青主说:"我听说太医院有位医生,是当今的国手,怎么不请他医治呀?"同乡叹气说道:"我这次返乡,正是遵从那位国手的意见。"又把国手所言给傅青主说了一遍。

傅青主听了大吃一惊说:"怎么会是这样呀!我再给你试着把把脉吧。"傅青主按脉良久,叹口气说:"唉!国手就是国手呀,他说的一点都不错。"同乡知道傅青主医技不在国手之下,哭着说:"真像君言,我果真没有生还的希望了吗?我很早就仰慕你的大名,你能眼看着我变成一堆白骨吗?"

傅青主沉思良久,对他说:"你的病的确很难治。但是,我想到一个法子,治好了没什么功劳,治不好我也没有过,你去用这个法子试一试行吗?"同乡一听大喜,求药方。

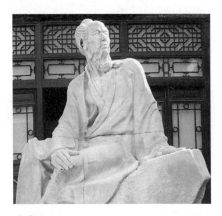

傅青主

傅青主告诉他说:"你回家后,想方设法要找那些健康青壮年戴过的旧毡笠一百顶,每天煮一顶油腻帽子熬汤喝,放到锅里煮至浓汤,漉成膏,一早一晚服下,百日后应该有效。如果真的治好了,速到京城拜见国手,告诉他原因。"同乡千恩万谢而别。回到家里如法而行,不久,果然病好了。

同乡再次来到京城,找到了傅青主感谢救命之恩。又专程赶往太医院拜见国手,国手看到这同乡活生生地站在自己面前,惊愕极了,问:"你怎么没事了?"同乡就把傅青主给他出方子医治的事情说了一遍。

国手慨叹道:"傅君神医也,我不及他。我初诊你的病,就知道你是脑髓亏耗过度所致,按照古时的方子,只有生人脑可活命,我怎么能让你使用这个方子,所以就说你的病没法治了。现在傅君以健康青壮年戴过的旧毡笠多枚代之,他才是真的神手,吾不及也。若非傅君,你早已变成白骨了。"国手接着自叹道:"虽然医术是雕虫小技,可是学之不精,那就是拿人命当儿戏呀,我怎么敢再从此业!"国手送走同乡,从此闭门谢客,绝口不再谈医。

(二) 中医治虫病传奇

中国古代经济落后,卫生条件较差,吃生冷陈旧变质的食品较为常见,因此,那时的人们得寄生虫病的也较多,而用中医治疗寄生虫疾病,常常收到意想不到的效果。

1. 华佗治寄生虫病

一天,华佗走在路上,看见有个人患咽喉堵塞的病,想吃东西却不能下咽,家里人用车载着他去求医。

华佗听到患者的呻吟声,就停车去诊视,告诉他们说:"刚才我来的路边上有家卖饼的,有蒜泥和大醋,你向店主买三升来吃,病痛自然会好。"他们马上照华佗的话去做,患者吃下后立即吐出一条蛇一样的虫,他们把虫悬挂在车边,到华佗家去拜谢。

华佗还没有回家,他的两个孩子在门口玩耍,迎面看见他们,小孩相互告诉说:"他像是遇到咱们的父亲了,车边挂着的'病'就是证明。"患者上前进屋坐下,看到华佗屋里北面墙上悬挂着这类寄生虫的标本大约有十几条。

2. 华佗治红头虫病

华佗曾经替广陵太守陈登治病。

当时陈登面色赤红心情烦躁,有下属说华佗在这个地方,后来他就命人去请华佗为他诊治。华佗先请他准备了个脸盆,然后为他诊治,结果陈登吐出了一盆红头虫子。又为他开了药,说他是吃鱼得的这个病,并告诉他这个病三年后还会复发,到时候再向自己要这种药,这个病就可以根治了,并且临走告诉了他自己家的地址。

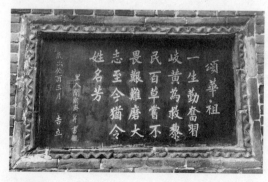

华佗颂

那年陈登 36 岁,三年后陈登果然旧病复发,并派人依照地址寻找华佗。可是华佗的药童告诉陈登的使者说华佗上山采药还没回来,也不知道他什么时候能回来。结果陈登 39 岁时因此病去世。

其实华佗的医术是很好的,只是那个广陵太守运气不好,没能等到他采药回来,这是华佗医治的所有患者中唯一的一个例外。

3. 华佗用"漆叶青黏散"治寄生虫

樊阿精通针疗法。所有的医生都说背部和胸部内脏之间不可以乱扎针,即使下针也不能超过四分深,而樊阿针刺背部穴位深到一二寸,在胸部的巨阙穴扎进去五六寸,而病常常都被治好。

樊阿向华佗讨教可以服用而且对人体有好处的药方,华佗便拿"漆叶青黏散"教给他。药方用漆叶的碎屑一升,青黏碎屑十四两,按这个比例配制,说是长期服用此药能打掉三种寄生虫,对五脏有利,使身体轻便,使人的头发不会变白。

樊阿遵照他的话去做,活到一百多岁。

4. 淳于意芫花治蛲虫病

临淄一个叫簿吾的女子,病得很厉害,找了许多医生都认为她得的是寒热病,没法治。病家又去请来了淳于意。

淳于意只见患者肚子鼓得很大,肚皮黄粗,用手轻轻一按,患者就痛苦地呻吟。淳于意诊脉后,确诊是"蛲瘕"病。就是蛲虫在患者肚子里多了结成了块。于是取来一撮芫花,用水让她冲服,结果被药打出的虫子多达几升。患者感觉立时就轻松许多,过了 30 天就完全康复了。

5. 孙思邈治虫

传说孙思邈当初行医出名之后,总觉得自己在某些医术上还不如别人。他为了在医学上有更深的造诣,便改换姓名,到县城一家药铺为一坐堂名医当了抓药的徒弟,准备用心学习他的长处。

有一次,一个员外带领女儿前来就诊,说女儿肚子阵阵发疼。经过坐堂医生诊断,认为肚子里有虫作怪,便给开了一剂打虫药。孙思邈接过药方一看,沉思了片刻说道:"先生,你开的药量少了些,恐怕虫打不下来!"坐堂医生一听,觉得他在员外面前伤了自己的尊严,于是拍着桌子怒道:"我行医几十年,过的桥比你走的路还要多,你懂什么,快去抓药要紧!"

小姐服药之后,当时肚子不疼了。员外十分高兴,对着坐堂医生一面夸奖,一面拿出银两酬谢。坐

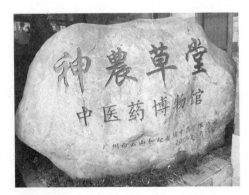

神农草堂

堂医生也沾沾自喜,认为方圆百里医术无人可比。不料小姐好了一时三刻,正准备回家时,肚子却又疼痛起来,反而比来时疼得更加厉害。

员外见状大吃一惊,沉着脸说:"怎么回事,还越治越厉害了?"这时坐堂医生坐立不安,不知所措。他忽然想起刚才徒弟抓药时所说的话,觉得还是有道理。于是连忙将他叫到别处,问了原因。孙思邈回答道:"从小姐病情来看,她肚子里虫量较大,但先生开的药却仅能将虫毒晕,而不能毒死。小姐服药后肚子暂时不疼了,那是因为虫被毒晕了。可过了一会儿虫醒过来,便要进行报复,因此小姐肚子疼得就比以前厉害了。"坐堂名医一听心服口服。为了治好小姐的病,应付眼前局面,便很快按照徒弟的意见重新配了一剂药,小姐服后不一会儿,虫被排泄出来,肚子也不疼了。

员外与小姐走后,坐堂名医回想今日之事,感到徒弟见解不凡,想必是个懂医之人。在他的再三追问下,孙思邈便道出了自己的真实姓名。坐堂医生听后大吃一惊,起身对孙思邈磕头拜道:"哎呀!原来你就是我久仰的孙先生!在下有眼无珠,多有冒犯,还请孙先生原谅。今后就请孙先生坐堂就诊,我还得多多请教呢!"孙思邈说道:"您说哪里话,我原是久闻您的大名,来向先生学习来的!"

6. 万年青杀肺中痨虫

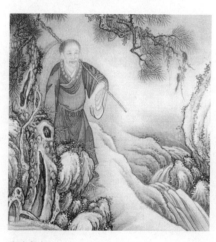

陈士铎

万年青,味苦,气稍微寒,入肾经,能通任督二脉,更好用的是能杀肺中的痨虫。配合芝麻、怀山、熟地、首乌,再加小黄米、白糖,吃了能使头发乌黑漂亮。上面的药方可磨成粉使用,但性有寒,不可多用。

有一年,陈士铎经过楚寓汉口,见到一船主长年累月咳嗽,说是胸中痒而咳嗽,有时还痛得吐血。陈士铎问是什么原因引起的?船主回答有一年出海,遇到台风暴雨,从那时开始发病,咳嗽至今。陈士铎说:"这是风寒从后背的肺俞穴透入,里面长了肺生虫,开始是痒,到后来就痛,然后才吐血。"

这位船主不信。没过多久,果然胸口痛,还吐血。才急忙来找陈士铎。陈士铎说:"我教你一法可以试一下有虫还是无虫。用乌梅煮汤水喝下,如果喝下后痛痒没有的话就证明有虫,因为虫遇见酸就会藏起来。"

船主喝过乌梅汤后果然如陈士铎所说,胸口不痛,就害怕了,按照陈士铎教的方法,先把万年青捣烂取汁,用酒一碗,留着等胸口痛时服下。没想到至半夜时分胸口就开始痛了,于是把备好的药喝下,刚喝完,痛得却更厉害。

陈士铎说:"这是虫快要涌出的现象,要他加重再喝一次"。船主依言服药,然后开始吐血,虫随血吐出,长有两寸半,跟拇指那么大,样子像蜘蛛,腿像蟑螂的腿一样。虫体紫红色,在灯光的照耀下犹如火焰,头上还有两支触角,背上有翅膀还没够长,腹部还没生全,跟个大血块一样。陈士铎说:"如果给此虫继续生长,羽毛丰满的话,人也许就要死了"。船上的人个个叹为神医。

没想到患者见到这样的虫子从自己嘴里吐出,瞬间昏了过去。为善后调理,陈士铎用了人参、麦冬、熟地、当归补真阴十多剂,又加些健脾补气的药,患者才痊愈。

7. 陈士铎治寄生虫

有一人名叫陈坤,病是心中常闷,面红赤不想饮食,陈士铎告诉他有虫在胸中,必须用吐法吐出才可以。

以半夏三钱,瓜蒂七个,甘草三钱,黄连一钱,陈皮一钱,人参三钱,用过后,有虫吐出有三升那么多,虫头赤色尾巴跟鱼一样。

陈士铎告诫患者要戒酒色,才能彻底痊愈,否则三年后必然是饱满而死,陈坤不听,三年后果然是饱满而死。

8. 大胆驱虫治顽疾

清道光初,吴瑭(字鞠通)正在和好友对弈。忽见几个人抬着一个垂死之人到来,他的肚子大得像八九个月的孕妇。

陪同他来的人说:"这个人腹痛几年了,最近痛得更厉害了。"吴鞠通说:"此病服过什么药没有?"来人回答道:"曾求过数次医,首用信石三分。"

吴鞠通笑道:"以前用药太谨慎了,怎么可以治疗这样的顽疾呢。这个需要用砒霜一钱,才能起到起死回生的作用,才能将这种病根除掉。"来人问:"先生,这个人得的是什么病呢?"吴鞠通说:"这个人得的是寄生虫病,用信石三分,只能毒死小虫。

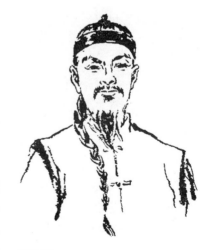

吴鞠通

而这个人腹中的虫很大,用三分信石是没有效果的。如果一定要用三分信石,只不过暂时把虫毒晕,过后一定还会发作。发作后再用信石治,就没有效果了。如果用一钱砒霜,则他腹中的寄生虫就会被毒死,然后随大便排出,从此不再复发,这不是很好吗?"

说着,吴鞠通对来人说:"快带他回住的地方,晚上排大便时,一定会排出死虫,你们注意观察。"来人答应着抬患者回去了。在后半夜,果然如吴鞠通所说的那样,排出了很多虫,其中有一条虫长二尺多。患者也苏醒了,肚中感到饥饿,要求吃食物。后来进行调理,过了10多天,他的病就彻底好了。

后来有人问吴鞠通:"你治病用大量如砒霜这样的毒物,你不害怕将患者毒死吗?"吴鞠通回答说:"仔细地诊断,确诊后果断地用药。给人看病就是要精益求精。"

(三)中医治消化系统疾病传奇

1. 淳于意治气膈病

齐王二儿子生病,召淳于意去切脉诊治。淳于意看完之后告诉他说:"这是气膈病,这种病使人心中烦闷,吃不下东西,时常呕出胃液。这种病是因为内心忧郁,常常厌食的缘故。"当即调制下气汤给他喝下,只一天膈气下消,又过了两天就能吃东西,三天后病就痊愈了。

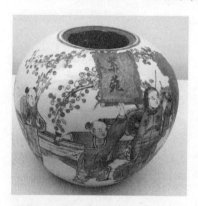

药罐(清代)

淳于意之所以知道他的病,因为切脉时,诊到心有病的脉象,脉象浊重急躁,这是阳络病。脉象理论说:"脉达于手指时壮盛迅速,离开指下时艰涩而前后不一,病在心脏。"全身发热,脉气壮盛,称作重阳。重阳就会热气上行冲击心脏,所以患者心中烦闷吃不下东西,就会络脉有病,络脉有病就会血从上出,血从上出的人定会死亡。这是内心悲伤所得的病,病得之于忧郁。

2. 华佗用茵陈蒿治黄疸

华佗对民间治疗经验十分重视,常吸取后加以提炼,以治疗一些常见病。当时黄疸病流传较广,他花了三年时间对茵陈蒿的药效做了反复试验,决定用春三月的茵陈蒿嫩叶施治,救治了许多患者。民间因此而流传一首歌谣:"三月茵陈四月蒿,传于后世切记牢,三月茵陈能治病,五月六月当柴烧"。

华佗还以温汤热敷,治疗蝎子螫痛,用青苔炼膏,治疗马蜂螫后的肿痛;用蒜泥加上醋治虫病;用紫苏治食鱼蟹中毒;用白前治咳嗽;用黄精补虚劳。如此等等,既简便易行,又收效神速。

3. 乳煎荜茇汤治太宗胃病

贞观年间,唐太宗李世民的肠胃出了毛病,宫中的御医轮番上阵,却都不见明显的效果。唐太宗下诏征医方,有谁献出的方子能将病治好,必定会有重赏。

张宝藏当时在金吾卫当长史,经常在太宗身边执勤,已经快70岁了。他听到皇上的病症后联想到自己也得过类似的病,服用了一种叫乳煎荜茇的汤药很是见效,就把这个方子献了出来。荜茇是一种草本植物,入药后能够治疗呕吐泄泻。唐太宗服用了乳煎荜茇汤药之后,果然病愈,心情愉悦之下,下令张宝藏官升五品。

魏征觉得给张宝藏升官不符合朝廷的制度,就把这件事压了下来。大约过了一个多月,唐太宗的肠胃病又犯了,这回他直接让人熬制了乳煎荜茇汤药服用,又是一喝就好。病好之后,唐太宗想为什么又犯了病,是不是哪个环节出了问题? 这么一想就想到献出药方的张宝藏,前一阵子说是给他个五品官做做,可一直没有看到下面报上来,莫不是上天在惩罚自己言而无信? 于是李世民就问魏征。魏征解释说,臣等当时接到皇上的圣旨本该立即落实执行,可是不知道圣上的意思是让他做文官还是做武官,这事儿就拖了下来。唐太宗一听这话就生气了,这不明摆着有意拖延吗? 太宗一气之下开始训人,你们不是说搞不清让张宝藏当文官还是当武官吗,那就明确一下,给个三品文官,去当鸿胪卿。

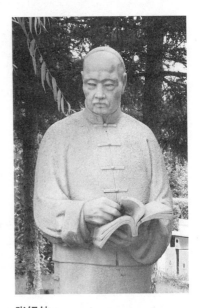

张锡纯

鸿胪卿是鸿胪寺的负责人,鸿胪寺的主要职责是负责接待前来朝见唐朝天子的外国人,以及掌管皇家和三品以上官员的丧葬事宜。唐朝中央设有九个寺,分别为太常、光禄、卫尉、宗正、太仆、大理、鸿胪、司农、太府,在这九个寺中,鸿胪寺的地位排在后面。

张宝藏一剂单方"牛乳煎荜茇"治愈唐太宗的"气痢",一时传为佳话。

4. 张锡纯救治洋医生

民国初年,一位来华行医的英国医生患了顽固性呕吐,不能进食已有多日。一位日本医生和一位美国医生共同诊治,呕吐依然不止。当时以为患者已经无法救治,遂请名医张锡纯"一决其生死"。

张锡纯经过详细诊查后说:"我有一个办法,可以先试试。"即用半夏加茯苓、生姜投治,"吃了一二剂药后,忽然起到明显的效果,再服用几天后,就康复如初"。张锡纯技高一筹,使得三位"东西洋大夫"赞叹不已。

张锡纯所用半夏乃是亲自所制,与药房所售半夏并不相同。原来因为半夏有毒,市面上的半夏都用白矾水煮,炮制太过,乃致药力尽失,非但不能止呕,反而可能引起呕吐。因此,张锡纯每年都自制半夏,其法"每于仲春季秋之时,用生半夏数斤,浸以热汤,日换一次,至旬日,将半夏剖为两半,再入锅中,多添凉水煮一沸,速连汤取出,盛盆中,候水凉,晒干备用"。这种自制半夏,"无论呕吐如何之剧,未有不止者"。

5. 重用干姜治痰饮

张锡纯治痰饮有"理饮汤"。方药组成是:干姜五钱(15克),白术四钱(12克),桂枝尖二钱(6克)、炙甘草二钱(6克),生白芍二钱(6克),茯苓片二钱(6克),橘红二钱(6克),川厚朴钱半(4.5克)。

此方治心肺阳虚,致脾湿不升,胃郁不降,饮食不能运化精微,变为饮邪者。如满闷,短气,喘促,咳吐黏涎,郁而作热,身热,耳聋,脉弦迟细弱等。

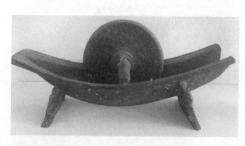

药碾(唐代)

理饮汤之方后,附有五则医案。如:某四十岁妇人,胸中常常满闷发热,旬日之内,必大喘一两日。既往所请医生皆用清火理气之药,初服稍效,久服转增剧。后来请张锡纯诊治,他切其脉"沉细几不可见",故用理饮汤治之。服之一剂,心中热去,数剂后转为凉甚。遂去白芍,连服二十余剂,胸次豁然,喘不再发。

还有一位年近五旬的老妇人,常觉短气,饮食减少。屡次请医调治,有的投以宣通之剂,有的投以升散之药,有的则投以健脾补胃,兼理气之品,皆分毫无效。日复一日,老妇人渐至饮食日减,羸弱不起,奄奄一息,家人都以为是不治之症了。有一天,闻张锡纯在邻村为人治病,即请来家中。张氏诊其脉弦细欲无,又察其频吐稀涎,询其心中,知胃口似有物堵塞,气难上达,断为寒饮凝结之证。遂投以理饮汤并重用干姜至七钱(21克),连服三剂即觉胃口开通,但仍感呼吸无力,故在二诊方中加生黄芪三钱(9克),连服十余剂,而病体豁然。

（四）中医治疗感冒咳嗽传奇

1. 华佗治肺痈

军吏李成苦于咳嗽,昼夜不能入睡,经常吐脓血,他去请华佗治病。

华佗说:"您患的是肺痈,咳嗽时吐的脓血,就是从肺里面来的。给您两钱散剂,应当吐两升脓血,然后就不吐了,如心情愉快,善自保养,一个月即可小好,好好调养,一年就可健康如初了。过十八年还会有一次小小的发作,再服这个散剂,病即会痊愈。如果得不到这种药,就会死去。"华佗又给了李成两钱散药剂。

李成拿到药后,过了五六年,亲戚中有人患了李成同样的病,对李成说:"你现在强壮了,我眼看就要死,怎么忍心无病而收藏药物,以备将来有病呢!先拿出来借给我。我的病好了,再为你向华佗索要。"李成把药给了他。

事后,李成因故到谯县,正赶上华佗被拘押,内心恐慌,不忍心向华佗求药。18年后,李成的旧病终于发作,无药可服,以致死去。

2. 华佗听诊治妇女感冒

一天,华佗行医路过一户农家门口,听见屋里有一个妇女在痛苦中呻吟,便止步静听。农夫见神医到来,忙请他进屋为妻看病。

华佗在药囊中抓了几味药交给农夫,说:"你用它煎水,让你妻子服下,只要出一身汗,明天就好。"农夫心想,不见患者就下药,怎能治好病呢? 因此一定要华佗进屋看患者。华佗笑道:"不用看,从她的声音里我就听得出,她是睡觉着了凉,没有大病。"

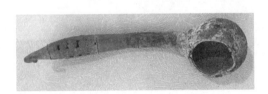

熏香(战国)

农夫妻子服药后,果然汗出而愈。

3. 喻嘉言大胆救胸腹胀满

刘泰来,32岁,体丰面白,因洗冷水澡,遂觉胸腹胀满。十多天不见缓解,二便不通,饮食不入,势颇危急。病家请来好几位医生。前医用大黄猛下,不通,又嘱病家急速煎了再服。

见此情景,喻嘉言当面斥责说:"你知道这是什么病吗? 这是脾虚不能运化,所以腹胀如鼓,你屡用大黄攻下,岂非放胆杀人!"骂得这位医生只好点头称是,并对东家说:"这个人书读得多,能言善辩,我说不过他。"说完拂袖而去。家属见喻嘉言把医生气走了,很不高兴。但想到,医生虽走了,但有药方在,且先服了药再去请他回来不迟。谁料,等病家把药买回,喻嘉言追上去一把夺过刚买的药,手一扬,毫不客气地丢进沟里去。并向患者列举了十多条理由解释,接着,开了一剂理中汤交与病家,而且还坐客房里等候病家呼唤。

就这样,喻嘉言救了患者一命。

4. 吓走感冒病

有一次,相距西村二里远的兰村一个年轻后生求傅山看病,诊断以后没有开药,却对他说:"你的病不要紧,现在你家房子着了火,赶快回去救火吧,等救完火再来开药"。

后生听了,吃了一惊,顾不得看病了,撒腿就往回拼命跑。当他跑得大汗淋漓回到家中时,愣住了,家里好端端的,并没有失火。想是先生弄错了,于是又立刻返到西村找傅山看病。

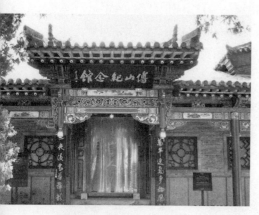

傅青主纪念馆

傅山说:"你的病已经好了,还来看什么病"!那后生听这么一说,果然感觉身上轻松多了。后生不解地问:"你只是吓我跑了一趟,也没有给我开药吃,怎地病就轻了呢?"傅山这才告诉他:"你身体很强壮,没有什么病,只是伤了风,得了轻微感冒。被我一吓让你跑出了汗,病就好了。回去吧,路上注意不要再受了风,回去休息一两天就全好了。"

那后生回去后,休息了一天,果然全好了。

5. 石膏粳米汤治风寒感冒

张锡纯自己说,生石膏治温病初得,其脉浮而有力,身体壮热。并治一切感冒初得,身不恶寒而心中发热者。

1916年,各地纷纷爆发了护国运动,在这一年的年底,孙中山发表《讨袁宣言》,蔡锷、李烈钧等在云南宣布独立,组织护国军讨袁。各地反袁浪潮风起云涌,袁世凯陷入孤立的境地,被迫在1916年退位,但是他还是企图留在大总统的位置上。各方政治势力都予以拒绝,孙中山又发表了《第二次讨袁宣言》,各地纷纷响应。最后袁世凯在绝望中死去,这出复辟闹剧就此收场。

就在这一年的年初,正月的上旬,张锡纯随着部队的巡防营调动,从广平移师到德州。

他们是在邯郸上的火车,从南向北进发,当时是冬天,正月里,天气寒冷,而那个时候调动部队用的火车都很破,连车窗都是破的,冷风从车窗吹入,简直是寒风彻骨,结果等到了德州的时候,同行的有五六人都病了。

这些人都是什么症状呢？原来,都是发烧,但是一点汗都没有。

这是什么病啊？是中医所说的伤寒,就是风寒感冒,一般都是被冷风吹到了,开始的时候,是身上冷,如果这个时候没有办法控制,则会入里化热,变成身上高热、发烧、心烦,一般还有出汗的症状,此时张仲景是用白虎汤来治疗的。如果没有出汗,说明体表仍为寒邪所闭,张仲景是用麻杏石甘汤等方剂来治疗。

张锡纯学习张仲景,却并不拘泥于使用原方,他看这些士兵都不出汗,身上发热,就想了一个办法,他用生石膏和粳米两味药,生石膏用二两,压成细末,粳米就是我们吃的大米,用二两半,这叫石膏粳米汤,是张锡纯自己创立的方子,用水三碗熬,等大米熟了,这个汤也好了,喝这个清汁,趁热喝。借着这个热气,让身上出汗,方子里面的生石膏是透里热的,能够把热邪从里面清透出去,这个粳米是用来和胃气的,不让生石膏伤胃气,同时可以使得生石膏的药性逗留于胃中,这样更长时间地发挥作用。

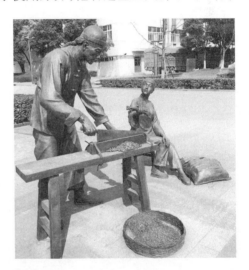

切药

此时这些患者都不出汗,这是寒邪仍然郁闭于肌表,那么张锡纯怎么散去体表的寒邪呢？他就非常巧妙地用这个热汤来散寒,人喝了热汤以后,会出一身的汗,体表的寒邪就会散了,这就和我们在刚刚感冒的时候,喝碗热姜汤可以出汗散寒一样。

当时,张锡纯就让这些士兵一起喝这个热汤,结果大家就都出了一身的汗,病就都痊愈了。

张锡纯就管这个方子叫石膏粳米汤,后来,张锡纯到了沈阳。当时的沈阳县知事朱霭亭的夫人,50多岁了,在这年的秋天,患了温病,非常厉害,当时张锡纯刚刚到沈阳,这位朱霭亭是张锡纯的老乡,听说过张锡纯诊病厉害,于是就求张锡纯给看看。

张锡纯到了一看,这位夫人当时正用一个冰袋来做枕头,然后头上又悬着一个冰袋,贴在脑袋上,张锡纯愣了,问这是干什么呢？

老朱回答,说在这之前,请的是日本的医生,当时叫"东医",日本医生用这种方法来退热的。

张锡纯忙问:"见效了吗?"回答是没有。此时,这位朱夫人已经是闭着眼睛,昏昏像是在睡觉,大声呼喊都没有任何反应。诊她的脉,是洪大无伦,按下去很有力。

张锡纯说:"这是阳明腑热,已经到达了极点了,外面再用冰敷,热已经向里面走了。"

老朱急了,忙问:"还有救吗?"张锡纯回答:"还可以抢救。"

于是,他就用生石膏四两,粳米八钱,熬出了四茶杯药汤,然后慢慢地灌了下去。

这个药喝完,患者就苏醒了,然后,张锡纯开了个清郁热的方子,只服用了两剂,病就痊愈了。

朱霭亭这个惊异啊,心想,这个本领太厉害了。于是,命令自己的公子朱良佐立刻拜张锡纯为师,跟着张锡纯学习医学。

（五）中医治疗心脑血管疾病传奇

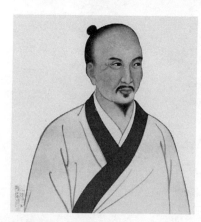

朱丹溪

元代苏州葛可久(1305—1353 年)是个名医,他所撰的《十药神书》为我国现存第一部治疗肺痨的专书,名声很大。而朱丹溪(1281—1358 年)当时也是名医了,为了学到更多的医术,尽管年龄比葛可久还大,他依然坚持隐姓埋名投于葛门拜师学艺。

三个月过去了,葛可久发觉他切脉、处方有时还超过自己,因此很器重他。过了一段时间,葛可久变得闷闷不乐起来。一天,葛可久说自己要出远门访友去,关照女儿一切听师兄安排。

有一天,朱丹溪突然问师妹:"你身体不舒服吗?"师妹点头称是,他便认真给师妹切脉,看舌苔,说:"你的病在左臂上,明后天就要发肿发痒,还会溃烂。如不及早医治,将会终身残疾。"师妹于是照朱丹溪的药方服药和敷药膏。三天后,果然左臂发红发肿了,五天过去了,变成紫褐色,疼痛加剧,脓血流了三天三夜,过了半个月竟然慢慢好了。

不久，葛可久回来了，见到女儿完好如初，便问原因，女儿说是师兄治好了她的病。葛可久忙问朱丹溪："她这心痛病是不治之症，你用什么药治好的？"朱丹溪说："她的心痛病我也没法治。只是我想，如果直接将心痛病告诉师妹，她必定害怕。就故意将她的注意力引到手臂上。一边用内服药散毒，一边用膏药外敷，将毒引出，终于治好此病。"葛可久说："我女儿的病，我早就发觉了，知道无法医治，才借访友为名，外出求方找药去的呀。"

从此，葛可久将自己的所有秘方一一传授给了朱丹溪。

（六）中医治消渴症传奇

1. 清口秋梨治消渴

清道光十三年，杭州书生李凉，和伙伴一起到京城去参加会试。船至扬州邗江口，李凉染病。同伴即登岸送至黄某医家诊治。黄某诊治良久，曰："君疾系感冒风寒，吃一剂药就会好，请问你到哪里去呢？"李凉说要到京城去考试。黄医生说曰："先生算了吧，你这坐船去京城的路上，一定会患消渴症，那时就无药可救了。你最多再活一个月，你现在的脉象已经出现，你快回去准备后事，商量如何料理后事吧。"遂开方与之。

李凉回到船上，禁不住流下眼泪，想要辞别同伴回家去。他的同伴说："这是医生吓人的生财之道，何况这个黄医生只是一般的医生，又不是什么神仙，哪里有那么准，你不必介意！"李凉听后心里仍然怀着恐惧，哭得更厉害了。这时，船工听到哭声，忙进入船仓来问发生了什么事。众人把经过一说，忙道："公子不必惊怕，您坐船到清河县上岸后，就是清河县的王家营，那里有个告老还乡的吴瑭，手段高明，人称神医。今春常有浙江官府人乘舟前去诊病，公子何不也去一试呢？"同伴说："反正来去要不了多少时间，倒不如去问诊一下。"李凉听后，忙谢船工，决定去王家营求医。

几天后，船行抵达清河，舍舟登岸，果然消渴病发作了。于是忙上车去西坝"向心堂"向吴先生求治。此时已近傍晚，吴瑭见是赶考书生，忙叫进来诊断。

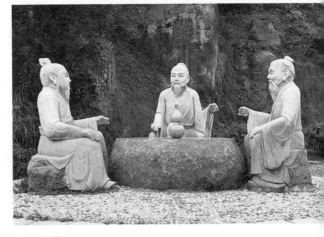

坐而论道

吴瑭问完病情又搭脉良久曰:"公子不要害怕,此病并无大碍,也无需用药。淮阴清口有特产秋梨,消渴止咳甚好,你此去京城,可将后舱满载梨,口渴了即以梨代茶,肚子饿了则把梨当作饭吃。你吃不过一百斤,就可以把病治好。"并怒曰:"那个医生怎么说这病无药可救呢,差点儿害人性命,那个人真是一个庸医!"

公子如法炮制,时至京城,消渴病果见好转。一年后,李凉赶考归来,登门以十二金及京城中的特产去感谢吴瑭,吴瑭曰:"治病救人是医生的职责,何谈感恩图报。"李凉拜泣而退,乘舟返乡。

2. 滑寿治消渴病

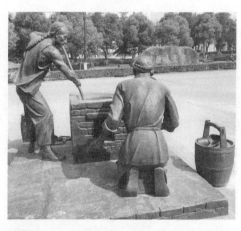

炒药

一些人患消渴病,诸多医生都辨证为肾虚水渴,津液不能上承,于是使用温补肾阳的药物,服药后病情反而加重了。有的人甚至眼病复发,其中一人平日肥胖,服药后迅速消瘦,故急忙请滑寿诊治。

滑寿诊脉后叹息说:"水不足应济之以水,始未闻有水不足而以火济之者。"于是改用寒凉药泻下,先去其火毒,再用苦寒清润之品治疗,一个多月就好了。

(七) 中医治半身不遂传奇

1. 补阳还五汤治半身不遂

相传,清代嘉庆年间,清朝军机大臣卢荫溥中风后半身不遂、口角流涎、语言不利、小便失禁,经皇上派来的太医久治无效。这时,有人推荐在北京菜市口一带悬壶的王清任。

王清任应允前往探究,经望闻问切四诊合参之后,胸有成竹地准备纸墨,铺纸下方。这时,卢荫溥结结巴巴地问:"依你之见,以前服用的药方是否恰当?"王清任边看太医的药方边说:"当归通经活络、赤芍和川芎利血活血,红花和桃仁活血祛瘀,地龙化瘀通络,的确是剂活血通络方剂。"家人又问:"服了这些药,却没有什么效果,原因又何在呢?"王清任不慌不忙地回答:"因这方剂缺君药,方无主药何谈见效。人体五脏功能依赖气血运行,气为阳,血为阴,阴阳调和则人体正常无病。病者属中风之后遗症,多因气虚,无力推动血液运行,气滞血瘀所致。该方缺一味黄芪,故缺乏补阳之动力药,如果重用黄芪,气行则血行,人体方可复元。"

一习话,卢荫溥及家人听后连称高明。于是,果断遵王清任改方,加用黄芪,量重,三剂之后,症见好转。服药半个月后,便可下床移步,又通过王清任开方调理,外加功能锻炼,顽疾逐渐趋于康复。

事后,胡太医对王清任医术精深佩服得五体投地,特地登门求教:"请问你拟的方剂名称?"王清任答:"人体阳气有十成,左右各五成。凡一侧偏废,则已丧失五成之阳。本方意在补还五成之阳,故取名'补阳还五汤'。"胡太医无言以对,深感学识过浅,羞愧无颜。

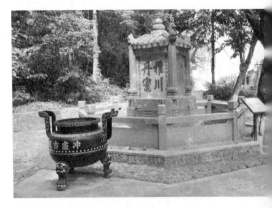

炼丹炉

王清任生于乾隆三十三年,曾为武庠生,纳粟得千总衔,性磊落,精岐黄术。约20岁开始行医,曾游历滦州、奉天等地,后寓北京,他的医疗技术"名噪京师"。王氏治学严谨朴实,著《医林改错》之卷,对我国的临床医学和解剖做出了巨大贡献。

2. 一味姜汁治痹证

张氏治肢体受凉疼痛,或寒凝阻遏血脉,麻木不仁之寒痹,常用"姜胶膏"。方如:鲜姜自然汁一斤(500克),明亮水胶四两(120克)。将上二味熬成稀膏,摊于布上,贴患处,旬日一换。张氏认为,鲜姜辛辣开通,热而能散,故能温暖肌肉,深透筋骨,以除其凝寒痼冷,而涣然若冰释也。用水胶者,借其黏滞之力,然后可熬之成膏也。

张氏用此膏屡获效验。如有人因睡凉炕之上,其右腿外侧时常觉凉,且有时疼痛,曾用多方治之不效。后来用此膏贴之,仅二十日即获痊愈。又治一人,因常

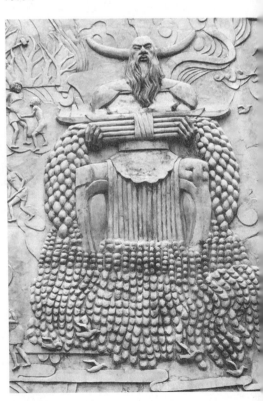

神农氏

在水上捕鱼,为寒水所伤。自膝下被水浸处皆麻木,抓搔不知痛痒,渐觉行动乏力。张氏教以此方,用长条布摊药膏缠缚于腿上,其足背、足底皆贴以此膏,经数次换药,终获痊愈。

(八) 中医治男科病传奇

1. 徐灵胎妙手治男根

有位富家李公子,在外风流嫖妓,得了个下疳病,阴茎连根烂尽,尿从骨缝中流出,还有尿液灌入阴囊里,整日痛得哭哭啼啼,后来连肛门也烂进去半寸多深。他父亲便请徐灵胎为他诊治,只要能求得活命就行。

徐灵胎也从未见此病,便勉强为他医治。内服给予解毒养血之剂,"金银花五钱、黄芪一两、当归三钱、甘草六钱,每日煎服一剂";外敷药则每用必痛,屡屡换方,至不痛而后已。两月后就结痂能走路了,唯阴茎仅留根蒂,长不足半寸。

便拟再长灵根一方,内用胎狗一个,适逢病家的母狗刚刚生下三子。他取来一只胎狗。用黄泥裹住,放在火灰中煨至干燥黄松,再合上八味药物同服。过了两年,这位公子的妻子,忽然生了个儿子,他家族人无不诧异,都认为他的

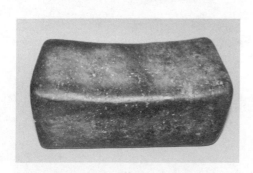

脉枕

"灵根"已经没了,怎能生子? 由于他家颇有家资,族人都怀觊觎之心。他的岳父徐君密询其婿,李公子说:"我服药后灵根已经长出来了,生个儿子又有何疑?"

徐君便集齐族人共同验视,灵根果然齐全,但累生如有节而无皮。再过两年,又生一子,族人皆无话可说。远近相传,以为奇事。

2. 喻嘉言以泻治房事病

喻嘉言在医术上精益求精,对患者慈悲为怀,对技艺不精的医生也毫不客气。一次,一名姓黄的男子夜间贪图欢爱,之后患了伤寒。十多天后,这名男子出现神志昏迷、手脚冰凉的症状,惊慌失措的家人赶紧去请医生。

老医生诊完脉后说:"这是夹色伤寒,要赶快用大热之药!"于是开了干姜、附子等温热之药。这时,不知谁请来了喻嘉言,他诊完脉后立即对患者家属说:"这药不能喝!"老医生很不高兴:"为什么不能喝? 你懂什么!"喻嘉言说:"这个时候不能补,要泻!"

喻嘉言和老医生僵持不下,突然,他拉住老医生的手说:"这样吧,我与你各立一个生死状。如果谁用错了药导致患者身亡,谁就来承担责任。"老医生的脸色都变了,说自己治疗伤寒30年,从来就不知道什么是生死状。喻嘉言哈哈大笑,转身对家属说:"他不敢立,我敢立,拿纸笔来!"患者家属知道自己遇见了高人,连忙拉住喻嘉言的手:"别立了,我们听您的!"

服下喻嘉言开的药后,患者的手脚开始暖和起来,神志也渐渐清醒。不久,患者就痊愈了。人们非常好奇喻嘉言为什么会对一个手脚冰凉的人开泻药,他解释道:"患者脸上发暗,舌苔焦黑,身上干枯得像柴火似的,说明体内已经是有一团火在燃烧了。这个时候要驱除邪热,保存人体的津液,才能恢复生机。"

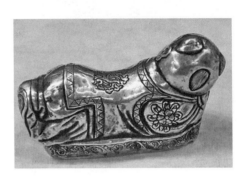

脉枕

3. 徐之才治虚病

武成帝得了一种怪病,老是觉得精神恍惚,幻觉迭出,整日被这些幻觉缠绕,十分痛苦。

徐之才给武成帝看过之后,说皇上这是由于"色欲过度,大虚所致"。徐之才应用一些滋补的汤药,这些汤药服用过后,武成帝幻觉慢慢消失了。不过武成帝的病是因为沉迷酒色所致,所以经常还会复发,每次复发,武成帝就要把徐之才召来医治,治疗一段时间后,病情逐步稳定。

徐之才被派到外地当差,不曾想,武成帝再次犯病,这次徐之才赶紧往回赶,但是终于没有来得及赶上,武成帝在他回来的前一天就不治而死了。

4. 叶天士妙用莱菔子治绝症

清朝乾隆年间,苏州府有一富家公子。年已30岁还沉溺于酒色。有一天,此公子因为嫖妓窃了家里的一千多两银子,被其父发觉挨了一顿责骂。他本就虚弱的身体再加受了刺激竟病倒了。开始像伤寒,后来渐渐地神志不清,卧床不起。

其父请来一位郎中,诊视之后,认为是纯气虚之症,每日用独参汤治疗。谁知愈补痰火愈结,最后竟身强如尸,皮下还生了不少痰核。家人都以为他快不行了,已准备后事。此时,有位好心人对其父说:"叶天士是当今名医,住处离这儿不是很远,何不去请他诊治?"其父一听,立即派人去请。

叶天士来后,经细心诊视,忍不住放声大笑起来。在场的亲属都吃了一惊,顿时止住哭声,疑惑地望他。叶天士说道:"你们哭哭啼啼地为他准备后事,认为他无救了是吗? 我看,若现在重打他40大板也死不了的。"

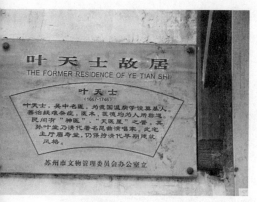

叶天士故居

其父一听叶天士出言不逊,大不以为然,当即对他说:"我儿自得病后,光吃人参就花了一千多两银子。你要是能治好他的病,我愿拿出一千两银子作为酬谢。"叶天士摇头说道:"银子能让别人动心,对我却不然。再说,我自从行医以来,还没有收受过这么丰厚的诊金,我看还是先治患者要紧。"说罢,便开了一张逐痰散结的普通药方,然后,又留下自带的药末,让患者一起服用。

患者服药之后,三天能讲话,五天能坐起,一个月便如常人。此时,正值富家公子花园里的牡丹花盛开,全家会同亲友饮酒赏花,以庆贺公子病体康复。叶天士刚好出诊路过此处,顺便来看看公子病体恢复得如何,大家便邀其入席,少不了一番感谢之词。

叶天士数杯酒下肚之后,对其父说:"令郎服了一千多两银子的人参差点儿送了命,吃了我的药末便转危为安。少说也得把药的本钱给我吧!"其父连忙点头说:"那天一时疏忽,未能付给药金,这当然是少不了的,还请先生说个数目。"叶天士答道:"去病人参,价值千两,去病药末,自当倍之,两千两银子吧!"

其父一听,顿时面露难色。在座的其他人也都面面相觑,一言不发。

叶天士突然大笑起来,说道:"不要害怕,不要害怕! 我那药末是花八文钱买来的萝卜籽(中药名莱菔子)研成的。"大家方知叶先生是故意在开玩笑,便也一齐大笑起来。叶天士又说:"公子周身的痰核,都是因为吃补药而使外邪凝聚成的,半载后方消。"后果如其言。

治病贵能对症用药,非以贵重取奇,更非滥补取功。此案以极平淡之逐痰散结剂佐以莱菔子为末治愈,能不令人叹服!

三、中医外科手术治病传奇

(一)扁鹊换心

鲁人公扈和赵人齐婴有疾病,一同请扁鹊治疗。病已经都好了,扁鹊对公扈、齐婴说："你俩以前的病,是从外部侵入内脏的,因此本是用药物针灸可以治好的。如今你们还有一种从胎里带来的病,这病要和身体共同成长。现在我给你们治疗,怎样?"二人说:"我们想先听听病情和疗效。"扁鹊对公扈说:"你的志气强而性情弱,所以多虑而寡断,齐婴志气弱而性情强,所以凡事都欠考虑而常自专。若换换你们的心,就都能完善了。"二人同意后,扁鹊就给二人喝

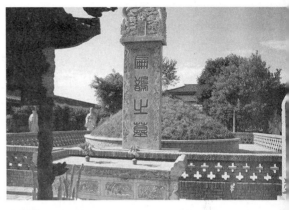

扁鹊墓

了药酒,把二人麻醉了三天,剖开胸,取出了心,交换着放进去,又用了灵药。不久二人就都苏醒了,像原来一样。这二人就都告辞回家了。

于是乎公扈回到齐婴的家去,而亲近自己的妻子,但妻子不认识他;齐婴也回到公扈的家,而亲近自己的妻子,妻子也不认识他。这两家的妻子就共同辨认、争吵。最后请求扁鹊给分辨,扁鹊说明了因由,这两家的争辩才罢休。

(二) 华佗开腹治病

华佗发明并使用了麻醉药——麻沸散。《后汉书·方术列传》载:华佗对于"疾发结于内,针药所不能及者,乃令先以酒服麻沸散,既醉无所觉",然后对患者施行手术。华佗的麻醉术曾先后传到朝鲜、日本、摩洛哥等地。著名的美国医学史家拉瓦尔(Lawall)在《世界药学史》中这样说:"阿拉伯人使用麻醉剂,可能是由中国传去的,因为中国名医华佗最精于此术。"欧洲、美洲的医学界,直到 19 世纪初期,才出现全身麻醉法,比起华佗的发明,已落后 1600 多年了。

1. 华佗剖腹切脾

有个患者患肚痛病,痛得厉害,经过十多天,胡须眉毛全脱落下来。华佗一诊断,说:"这是脾脏溃烂了,得赶快开腹治疗。"华佗让患者服了麻沸散,打开腹腔,把坏死的脾脏切除,再缝好创口,敷上药膏。过了四五天,创口愈合,一个月便康复了。

2. 华佗剖腹救人

有一位士大夫身体不舒服,华佗说:"您的病很严重,应当剖腹切除。但是您的寿命也不过十年,疾病不至于伤害您的生命。如您能忍受十年的病痛,寿命和疾病都会一同结束,不必特意去切除。"士大夫忍受不了痛苦,一定要切除

它。于是华佗为他动手术,所患疾病很快就好了。这位士大夫十年后也死了。

3. 华佗剖腹接肠治疗

有个酒鬼想试试华佗的本事,他酒足饭饱后,跑去见华佗,问道:"听说你耳朵能诊病,请你听听看,我有什么病?"华佗看了他一眼,说:"听你的声音,看你的面色,你还有半天好活。""我只能活半天?哈哈哈!"酒鬼大笑起来,引来许多围观的人,"你们听听,他说我只有半天活,你们信吗?哈哈哈!"

华佗并不计较他的讥笑,说:"刚才你吃饱后往这里跑,可能途中摔了一跤,你的肠子已经断了,不久就会腹痛身亡。"酒鬼一听,忽然想到刚才自己确实摔了一跤,肚子也渐渐痛起来,接着,就满地打起滚来。众人见了,心有不忍,纷纷求华佗救他一命。华佗说:"这人故意刁难他人,故有此难。肠子断了,本属绝症,不过,医家以慈悲为怀,我尽力而为吧。"说毕,华佗为酒鬼灌下一碗"麻沸散",将他麻醉,剖开腹部一看,肠子果然断了。

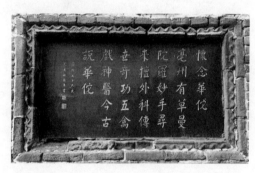

怀念华佗

华佗用针线替他把断肠接上,清除腹腔污物,然后缝上肚皮,敷上药膏。数月后,酒鬼终于绝处逢生。酒鬼病愈之后,到处赞扬华佗的医术和医德。

(三) 鲍姑治赘瘤

鲍姑以专治赘瘤和赘疣而闻名于时世,以艾线灸人身之赘瘤。

1. 鲍姑教授崔炜治赘瘤

有一个名叫崔炜的青年,早年家境不错,因他不善治理家业,没过几年,家道就衰落了。他外出时,常在庙宇里过夜。在一个节日里,崔炜来到广东番禺的开元寺,只见各种珍品陈列于佛庙,广场上也正在演戏。在熙熙攘攘的人群中,他看到一个老妇人,不小心摔了一跤,把酒店的一个酒瓮打破了。掌柜要她赔偿,老妇拿不出钱,掌柜不放她走,还要动手打人。崔炜见状,忙脱下衣服相抵,代老妇作了赔偿。

过了几天,崔炜在路上又遇见了那位老妇。老妇看到崔炜脸上长了一个赘瘤,说:"多谢你前几天解脱了我的危难。我会灸赘瘤,你脸上的赘瘤我给你治一治吧!"说着只一灸就治好了崔炜脸上的赘瘤,并把"越井冈艾"送给了他,并告知如遇到生赘瘤的人。只要灸一炷,便能治愈。崔炜高兴地拜受了。

不久,崔炜游玩海光寺,只见一个老和尚的耳朵上长了一块赘肉。他就对老和尚说:"你这耳上的赘肉,我也许能治好。"老和尚半信半疑地望着他,好一会儿,才点头表示愿意试一试。崔炜拿出老妇送的野艾,点燃后对着老和尚的耳朵灸了起来。一炷艾烧完,赘肉果然落下来了。那老和尚非常感激地对崔炜说:"我穷,没有钱酬谢你。山下有一位姓任的老翁,家资百万,也有这种病,你如果能医好他的病,他一定会好好回报你的。"说完,老和尚立即写了一封书信,让崔炜带之前去。

山下的富翁见到了崔炜,听到自己的赘肉能治好时,高兴极了,对崔炜招待得如同上宾。崔炜拿出野艾,点燃施灸,和上次一样,也是一炷治愈。老翁欣喜不已,马上赠送给他很多银钱,作为酬谢。

故事中的老妇人就是鲍姑。

2. 鲍姑治美女黑赘瘤

一次鲍姑路经小河,看到一女子面对着清澈的河水,边照边流眼泪。鲍姑上前一看,那姑娘五官端正,但长了一脸的黑赘瘤。鲍姑问她为何悲伤,那姑娘见鲍姑和蔼可亲,便细细道出了缘由。原来是因为姑娘脸上突然生出一些小疙瘩,十分难看,村上的人都躲避她。

鲍姑听罢,安慰道:"姑娘不用伤心,我有办法治好你的病。"说着从药篓里拿出一把红野艾,搓成条状,让姑娘枕在自己的膝盖上,叫她闭上眼睛,鲍姑点燃红艾在姑娘脸上轻轻熏灼。那姑娘只觉脸上热烘烘、麻辣辣的,十分舒服,竟一下子睡着了。过

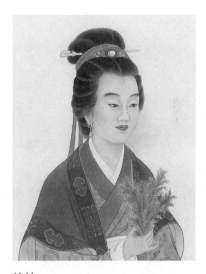

鲍姑

了一阵子,鲍姑推醒姑娘,叫她到河边去洗脸。那姑娘一摸自己的脸庞,果然光溜溜的,对着河水一照,只见水中映出一个俊美的少女。

鲍姑的一生,行医采药,足迹遍布南海、番禺、博罗、惠阳等地。她身着青色道服,面容慈祥,身背药筐,踏遍青山,寻找百药,救治百姓。

她经常到苹花溪畔采苹,人们问她来自何方,她笑容满面,遥指艾叶飘香的罗浮山说:"吾鲍姑也。"她的医术医德,也如这芬芳馥郁的艾叶一般,绵远飘香。

（四）李时珍巧割皇妃痈疽

大明嘉靖年间，世宗皇帝的宠妃张娘娘忽然觉得下身疼痛，时值炎炎夏日，周身畏寒发热。皇帝急召太医进宫为皇妃诊治。太医院的太医一听说要为皇妃治病，一个个心里急得像猫抓。为什么呢？因为医生给人治病，讲的是望、闻、问、切，可那时有身份有地位人家的女眷，除了自己的亲人，任何男子连看一眼都是犯忌的，更何况是皇妃呢？在这之前，凡是王公大臣的女眷生病，只听来人诉说病情，太医就开方用药。今日万岁爷宣太医入宫，看来皇妃是病得不轻了。

当时的太医院院判李鹤年只得硬着头皮进宫，世宗让一名贴身宫女代诉了皇妃的病情。经李鹤年仔细询问，断定皇妃患的是会阴生痈之症。此时痈毒初生，尚未化脓。就拟出"荆防败毒散"一方内服，再贴一帖膏药，内外兼治，为的是促进痈毒早日消散。

用药以后，皇妃发热恶寒的症状虽然消失，可下身的肿痛反而加重了。李鹤年又开一剂"仙方活命饮"，仍不见效。看来，除了用小刀切开脓疱，将脓液迅速排出之外，别无良法了。可是，这太医连皇妃的面都不能见，又怎能在她那个隐私之处开刀？李鹤年只好拟出"代刀散"一方。皂角刺、炒黄芪各一两，生甘草、明乳香各五钱，共研为末，每服三钱，陈酒送服。然后将药方交付御药房，配制药料。

在一般情况下，服下代刀散，痈疽不破即溃。哪知这皇妃平日膏粱多用，故难以破溃。这个金枝玉叶的皇妃娘娘，被折磨得坐也不是，睡也不是，一天到晚哭哭啼啼，以泪洗面。世宗皇帝龙心不安，责备太医无能，还撤了李鹤年太医院院判的官职。

这一天，分封在湖北蕲州的富顺王朱瞻岗，听说圣上正为皇妃的病痛而担忧，便立即带了李时珍进京面圣。并对世宗皇帝说："启奏陛下，要医治娘娘的病，非蕲州李时珍不可！"

世宗皇帝问："御侄呀！这李时珍果真是

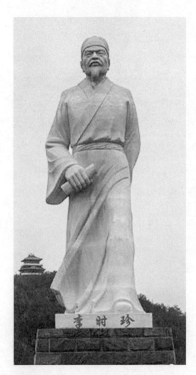

李时珍

国手吗？"

富顺王说："李时珍虽非国手，却胜似国手。我儿去年得一奇疾，御医国手久治不愈，还不是李时珍药到病除？如今皇妃娘娘患有隐疾，他一定能够妙手回春。"

世宗皇帝听了富顺王这番话后大喜，立即让李时珍进宫，为皇妃治病。

李时珍先询问了皇妃的病情，然后又去拜访曾为她治过病的各位太医，知道李鹤年等人为皇妃所用的药方十分精确，并无一丝差错。他心中暗自思忖："看来这皇妃的痈毒已经很深。如不用利刀割破，迅速排脓，恐一时难以奏效。可眼下这皇妃连面都不能见，如何割治？更何况又是生在那个隐私之处？"李时珍很是为难。

夜深了，李时珍为了皇妃的病，怎么也睡不着。干脆他披衣起床，打开房门，到院子里去吹吹风。恰好院中不知谁放了一张太师椅，他便随意往椅上坐去。这一坐，只觉下面有个硬物顶住了会阴穴。顺手摸去，原来是一把扇子。此时李时珍忽然灵机一动，高兴地叫了起来："有办法了！有办法了！"

天亮后，李时珍立即叫人迅速备制一把半寸多长的小刀，两端均要十分锋利。次日一早，李时珍拿着一条长带来到了皇妃的寝宫门外，吩咐皇妃的贴身宫女用这条带子去量皇妃的身长，还交代务必要从头顶量到足底，度量务必准确，并在一端做了记号。宫女接过带子，将皇妃的长度仔细量过之后，把带子交给了李时珍。

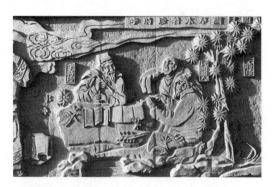

李时珍著本草纲目

李时珍将长带拿回，按照人体绘藏的技法，用"立七坐五平三半"的方法计算后得出，从头顶至臀髋为身高的一半；从髋至膝为两个头的长度。再从身后计算，从足跟底部至腘窝内的委中穴，为一个半头的长度。如果将皇妃身高的尺寸分成十四段正好是最下三段的长度。李时珍按照计算出来的尺寸，让宫廷里的工匠做了一把交椅，椅沿一定要与皇妃的两腘窝的委中穴相平，既不能多一分，也不能少一分，椅面上还要设一道五寸高的围子，围沿的高度至脚底部，正好为一个半头的高度，并且在椅沿的前方，刻出左右两道印记。然后叫人从御厨里取来十斤白面粉，铺在椅子上。由于四周有椅沿挡住，面粉不能

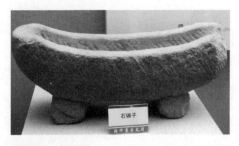

石碾子

外溢。李时珍将面粉抚平,叫人将交椅抬进宫去,并吩咐宫女,让皇妃脱去下身衣裤,两腘窝之内的委中穴一定要挨着椅沿上的两道印记,切切不可偏离半分,然后让皇妃轻轻地坐下去。坐过之后,再慢慢起身,不可挪动,然后再把椅子小心地抬出来。宫女们点点头,立即进入寝宫,按李时珍的吩咐办事。

这皇妃自生病以来,从没舒舒服服地坐过一刻。今日见宫女们抬进一把特制的交椅,椅上还铺有柔软清凉的面粉,也就毫无顾忌地按照吩咐去办。她脱了下衣,坐了上去。觉得面粉十分凉爽宜人,疼痛也减轻了许多,不免十分高兴。坐过之后,宫女们把椅子抬出来。李时珍朝面粉的印模一看,就知正中那块凹陷之处,正是皇妃所患痈疽的大小与高度。于是他让众人回避,取出那把半寸小刀,一头向上,一头插入这块凹陷正中的椅板上,并倒出面粉,重新铺平,将刀锋隐没在白面之中。这时他再让宫女们将椅子抬进去,依旧要皇妃像上次一样,脱了下衣,让委中穴挨着椅前的两道印记,往椅上坐。

皇妃果然依照宫女的安排,往椅上坐去。刚一落座,就"哎呀"一声,弹了起来,口中大叫:"痛死我了!"此时,只见痈疽已破,脓血淋漓,玷污了椅上洁白的面粉。宫女们见状,吓得魂都没了,急忙扶住皇妃,端水的端水、捧茶的捧茶、擦的擦、洗的洗、抹的抹,一个个手忙脚乱。忙活不到半个时辰,皇妃瘴定肿消,如释重负,吁了口气说:"真是长痛不如短痛,这痈毒败脓总算排出了!不知是哪位太医想出这条妙计?"宫女答道:"蕲州李时珍。"

李时珍见皇妃的痈疽已破,脓血已出,便拟十全大补汤配黄芪加金银花内服,调理数日,伤口愈合。

皇妃的痈疽痊愈后,世宗皇帝十分高兴,就封李时珍为太医院院判。从此李时珍才有机会查阅皇宫里的大量医书,为他后来撰写《本草纲目》打下了坚实

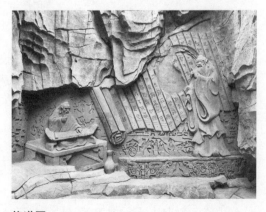

修道图

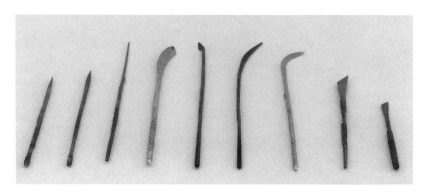

中医手术器具

的基础。

（五）其他外科手术传奇

1. 张仕政外科手术取碎骨

张仕政医术精妙，唐王李世民在荆州打仗时，有一个军士的胫骨折了，求他治疗，他让这个军士先喝他的药酒，然后将骨折处的肌肉切开，取出如两指大小的碎骨一片，而后涂上膏药包扎，数日之后，伤损处就好了，活动如初。

2. 谭简手术治眼疾

相国崔慎，左目眦生了一个小息肉，越长越大，一直长到将要遮住瞳仁，看东西很吃力，请了许多名医治疗都无效。

崔相国请谭简给他疗病，谭简说："你的眼病要治好，必须要听我吩咐。首先要安神静气，不能有任何外来干扰，我才有把握给您治疗。"崔慎答应了谭简的诸般要求，就连妻子也不说多余的话。这样平心静气地养神过了九日之后，谭简让崔某先喝几杯酒，然后端正坐体，心里不存杂念，片刻后，用刀针割去其左目上赘生息肉，并用绛棉拭擦患处，然后敷以药物，遂不痛而眼复明。

3. 放血治眩晕

"凡治上焦，譬犹鸟集高巅，射而取之。"这是《名医类案》中介绍李东垣治疗疾病时用的思维方法之一。

当时，有一年近七十的官员患病，正值春间，患者面红目赤，像饮醉酒一样，痰黏稠，时时眩晕，如浮在风云中一样，双眼视物不明。

李东垣诊后认为是下寒上热证，想用寒凉的药物进行治疗，但是考虑到患

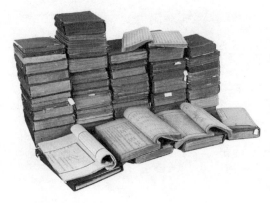

中医典籍

者年高体弱,怕出问题,就想起学医时老师张元素对他说过的话:上焦的疾病,就像群鸟聚集在山顶上一样,要用射箭的方法才能取到。于是,他就在患者的头部两眉处用三棱针点刺20余下,放出一些血。

片刻,患者就觉得头目清爽,一点儿痛苦都没有了,并且从此以后再没有发作过。

可见,人毕竟是自然的产物,自然界的道理也是人体的道理。如果我们在临床上遇到难题,而在以往的经验中,从医学资料中,从老师教诲中找不到问题的答案时,我们或许能从自然规律中找出解决问题的办法。故为医者贵在变通,不能墨守成规,挂一漏万。

四、中医治疗儿科疾病传奇

(一) 中医治痘传奇

1. 叶天士辗转揉搓治痘

吴县城郊有一个富商,中年得子,十分宠爱。不料第二年春天,孩子出了痘子(俗称红花疹或水痘)。先是浑身发烧,又哭又闹,后来竟昏迷不醒。

富商略懂医术,知道这是逆证,是病邪内陷引起的痘闭,不但很难医治,而且有生命危险。富商正急得像热锅上的蚂蚁,忽然想到叶天士,像溺水人抓住了救命草。对此病除了他再无二人救得。可叶天士是当今名医,能屈尊大驾到乡下来吗?他急中生智,听人说叶天士好斗蟋蟀,便买了几个"骁将",分别放在精致的盒子里,找上叶天士的门来,要和他的"勇士"斗个输赢。结果是两军对垒,各有胜负。富商不服气,说家里还有一位十分厉害的"常胜将军",可以说是天下无敌。一句话惹得叶天士兴起,马上同富商到他家。

这时,富商才说出实情,并希望叶天士能原谅他因救子心切而不得已用的激将法。叶天士毫不怪罪,只说:

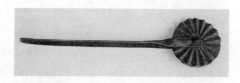

铜刮痧器

"救人要紧！救人要紧！"当他看到孩子浑身的斑疹混浊凹陷时,大吃一惊,忙叫富商找了十余张新油漆的桌子,然后把孩子的衣服脱光,放在头一张桌子上用手辗转揉搓。待十余张桌子都用过了,已到了五更天,这会儿,孩子终于"哇"地哭出声来,浑身的痘子也全发了。富商见孩子起死回生,对叶天士感激不尽,又赠金,又赠银,但叶天士推辞不要。终因盛情难却,才拿了一盒蟋蟀回城了。

2. 叶天士用蚊虫叮咬发痘

乾隆皇帝的皇后生了两个儿子,均因长水痘没有治好而先后夭折。后来乾隆皇帝的一个宠妃魏佳氏生了一个儿子,儿子刚半岁时,突然又长痘了,经太医精心治疗仍不见好,乾隆皇帝急召叶天士赶到北京为这个小阿哥治疗水痘。

小阿哥此刻昏睡着,几盏灯影下小小鼻翼翕张,呼吸急促得比平常几乎快出两倍,潮红布满了脸,手指按下去,隐隐可见血色下的暗色细疹,热得烫手,稍隔一小时,仿佛受惊一样四肢一个劲儿抽动,咧嘴似乎要哭,却又晕过去。叶天士轻轻摸了脉息,又翻开那孩子眼皮,手掏出舌头细查,小阿哥这般被人折腾,不哭也不动,只时而惊悸地抽搐一下。

魏妃说:"要不要拿以前太医开的处方来看看。"叶天士回答道:"不用看,我想他们一定用了白芷、细辛、茅根、薄荷、荆芥、茴香、蜂窝、沙参和甘草之类。不知道是不是?"魏妃疑惑地看他一眼,问道:"您怎么知道的?还有朱砂……"

叶天士苦笑道:"当然还有朱砂、枣仁这些,想必还有蝉蜕这些引子,要不然,小爷也不会昏沉沉地睡得这样安生,他们这是收敛得热毒发不出来!"他似乎有些沮丧,又低头沉思。

魏妃半日才回过味来,她突然惊恐地张大了口,梦游人似的看看自己的儿子,又望望"痘疹娘娘",天鹅绒款封得严严实实的窗户,床边金钩上挂的螃蟹、猪蹄……直瞪瞪盯着叶天士,双膝一软慢慢跪了下去!魏妃满眼是泪,哀恳着说:"现在您是医生,我是孩子他娘亲!不说主子不主子的事,您快快救救他吧,您救他就是救我呀……我给您磕头了……"

叶天士像是被马蜂猛地螫了一下,变貌失色地向后跳开一步,手足无措,想扶又不敢,连声说:"您有话

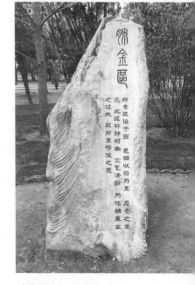

肺金区

就只管吩咐,别折死了小的谁给哥儿爷治病?医者有割股之心,别说是您,就是种田乞讨的我也会尽心医治的。"见两个宫女将魏妃扶起,他才惊魂归窍,下气儿说道:"我刚才说的药必是准了。这些药并没用错,只是用的火候时辰不对。水痘是先天热毒,发病初起要提升发展,待花儿破浆之后,五内俱虚,薄荷黄芪小泻小补,余毒散尽填充六神。那些太医忘了那许多凉药,有收敛的功效,毒没散就收敛,那还了得?可事已至此,一是我要用特殊的疗法,二是要看小阿哥的体气平日壮不壮……如果您遵我医嘱,我有七成把握,如果您不遵我的医嘱,那……"魏妃赶紧说:"我遵我遵!现在您就是剜了我的心做药引,我也心甘情愿。"

叶天士的黄脸一沉,咬牙略一沉吟,说道:"把这屋所有的门窗都打开,把所有的香都熄掉……"魏妃插话道:"太医说,小孩出痘子,不能见风的,也不能被蚊虫叮咬,外面有很多蚊子、蠓虫儿……"

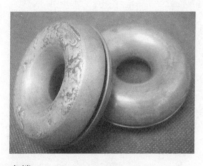

虎撑

叶天士不耐烦地打断:"现在听我的,把香熄掉,门窗全部打开,床上的幔帐也撩起来。灯只留两盏,一盏用红纱罩了放在小爷头顶前的柜上,一盏用白纱罩了放在豆疹娘娘像前神案上——别问为什么,快办!"

叶天士像一个亲临前线的指挥官,指东指西不容置疑吩咐着,几个宫女便手脚不停地拾掇齐楚,刹那间房里的灯烛暗下来了,门窗也打开了。西厢房里的太医又听见叶天士吩咐要参汤,要黄酒,要鳖血,宫人们忙着备办送进去,太医们不知道叶天士要这些东西来做什么。

叶天士不停忙碌,给小阿哥灌了两匙黄酒,又加了两匙参汤,口中嚼烂了一味什么药自己喝了,把鳖血用热水和匀了,忽然举拳照自己的鼻子"砰"地一拳,鼻血如注流进热水碗中,他用棉絮塞了鼻子,轻轻撩那血水泼在榻前,指着手道:"这屋里所有的人都出去,两个守在门外至少三丈远,只要不失火,不许说话,不许进来惊扰,听到小爷哭,就是见了功效,但不准进来。"

魏妃和宫女出来,心里直犯狐疑:这一套似掏鬼非掏鬼似请神又不像请神,若说是施治又闻所未闻,诸般捣鼓千奇百怪更是见所未见。她站在天井里又回头看房里,问道:"他独自在屋里,没有问题吧?"叶天士深知现在给魏妃讲医理是讲不通的,和她讲神道,她一定百依百顺,于是说道:"你知道屋里有多少神佛护着，又用了药，人尽力神帮忙，最忌的就是犯冲，特别是女人尤其不可！所有的人一律不得喧哗！你们都去旁边的屋里念经求佛保佑吧！"

叶天士看着魏妃和宫女离开了，自己也走到太医休息的西厢房休息。那些太医看着这个神一样的怪医进来，免不得询问几句。有个太医说："久慕先生风采，今日一见，果然名下无虚，我辈大长见识！请教那一红一白两盏灯是什么作用？"叶天士回答道："红的是镇静，防着哥儿爷醒来惊悸。白的是用来招蚊子蠓虫进屋咬哥儿爷的。"

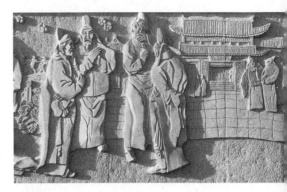

太医署

几个御医惊讶地互相对视了一眼，他们原以为叶天士在掏鬼弄巫术，谁知道是这样的作用！一个五十多岁的太医一倾身子问道："招蚊子进房是哪本医书上讲的？医理是什么？"旁边另一个花白胡子太医笑道："想必鳖血，还有尊驾的鼻血，都是用来招蚊子的？"话音刚落，几个太医已是阴阳怪气地笑起来了，只是不敢放声大笑。有个小太医说："蚊子要能治病，皇上弄个鼻血池鳖血池来养蚊虫就好了，还要我们太医做什么？我只听说蚊子能传疟疾……"

"诸位，我不愿说你们什么，我是奉旨来的，看好阿哥爷的病，我还回我的江南去。"叶士天听着这些不三不四的话，觉得不得不压他们一下了，"所以，我们不是冤家，用不着像对敌人一样对我剑拔弩张。阿哥爷才半岁的人，水痘内毒发散本来就难之又难，你们还敢用内敛的药？！这是谁教你们的医理？用朱砂、枣仁这些药又是什么意思？他睡着了昏沉不闹，就掩住了病？就治好了病？那是病重昏睡！我用药攻逼他内里发展，外间蚊虫等天物佐治，那是哥儿爷的福气，懂不懂？疟疾传染是有限的，即使染上疟疾，与现在的水痘相比又如何，你们懂不懂？"

叶天士还在问"懂不懂"时，那边房里小阿哥"哇"地一声哭了，几个太医弹簧似的跳起身来，叶天士却伸开右臂一拦说："你们都不许出这屋，我去照看。"说罢走出来，魏妃和几个宫妇女已站在院子里了，他忙上去打个拱揖，低声说道："这是皇上洪福齐天，是娘娘的虔心到了。千万别声张，只管默默念经，孩子哭得越有劲越好。"

小阿哥的哭声真的越来越高，内服黄酒参汤加了川姜，君臣水火相济攻逼

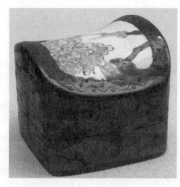

脉枕

天花热毒,门窗大开着,屋里的血腥味招得饕蚊成群拥进房里围着叮咬,小阿哥躁得通身是汗,小胳膊小腿扎舞着嘎声嘶号,睁眼看看无人照应更加急躁。那哭声时而暗哑,时而嘹亮,时而像唱歌似的拖着长音,时而断断续续不接,像是透不过气来,还夹着咳呛,唔里哇啦地嚎叫。一会儿紧一会儿慢,像是撕破了嗓子,到最后已是哑声嚎叫。别说是亲生母亲魏妃,满院的人静听小孩的哭声,都听得揪心难忍。

渐渐的,哭声消下去,时断时续哽着,小家伙似乎哭尽了气力,又稍停,没了声息。叶天士犹豫了一下,三两步跨进屋里,一时便听到他惊喜的大叫:"娘娘,恭喜娘娘,哥儿爷浆痘破花了,哥儿爷浆痘破花了!"

大家进来看时,那小阿哥满脸浑身赤条条的,豆大的浆泡都破了口,流出胶一样的浆汁子,扎煞着手舒眉展眼,已是睡着了。到此,人人皆知,小阿哥性命交关凶险难关已过。叶天士也舒了一口气,一边写方子叫抓药,一边下医嘱:"用温盐水棉团蘸着给哥儿洗,不要抹擦,一点点蘸,将来脱痂了疤小。一分盐一分糖和水给他喝……断奶半天……参汤绝不可以再用,奶妈子也不许吃热性食物,半日后可以喂用薄荷糖水……"

这个被叶天士救活的小阿哥,长大后接受乾隆禅位即为嘉庆皇帝。

3. 黄元御观天象治痘

黄元御以医术精湛出名,他的女儿远嫁后生有一子,小朋友出水痘病势危急,女儿将孩子抱回家请求医治。

黄元御诊视一番后,突然勃然大怒说:"他活不过申时了,快速速离开这里。"女儿跪地请求黄元御为孩子医治疾病,黄元御完全置之不理,固执地喊车夫快点儿驾骡车送其回去。当时烈日当空,车夫故意慢慢前行,中途遇见大雨,周身尽被淋湿,车夫才驾车返回黄家,原来是黄元御事先叮嘱车夫的。回到黄元御家里时已经天黑,黄元御带着家人打着灯笼在门口等着他们。再次诊视后,黄元御对女儿说:"你的孩子可以生还了。之前他的病邪入里太深,病情危急,一定要用这种治法才能够救活。我曾观察天象,知道今天下午一定会下大雨,所以才假装要赶你们走,不经过这样一番功夫,你的孩子又怎能存活下来呢!"

然后开处方让外孙服用,痘疹果然透发后痊愈。

4. 黄元御用雪治痘

县令的两个少爷同时生痘子,而且都烧得很厉害。全城的医生都看遍了,没有一个开药能见效的。县太爷急了,便派人找名医来治疗。人们都反映说,只有新郭的黄元御能治得好。

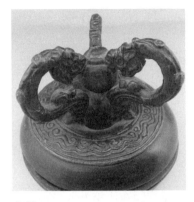

虎撑

衙役冒着鹅毛大雪请来黄元御看过之后,黄元御张口就说这病确实不难治,并不需要下药。这时外边的雪越下越大,已经积了一尺多厚。县令和他老婆看着黄元御坐在火炉旁静静地烤着火,没有半点着急的样子,心里真像被炉火烧着一样的火急。

又等了一会儿,黄元御才慢吞吞地说:"看来外面的雪有一尺半了吧?"县令忙说:"我看快二尺厚了。"黄元御说:"那可以了。你就让妇人给两位公子剥去衣服,用布裹好,埋到院中的雪里去吧!如果令夫人过于疼爱孩子,不肯这样办的话,那我也就没有别的办法了。你这两位公子也就难救了。"大家静了一会儿。县令把妇人叫回房里,吵了一顿嘴,还是咬着牙把两个公子埋到雪底去了。

黄元御和县令一边在火炉边喝着茶水,一边解释他为什么用这种方法来为公子治病的道理。这时县令夫人走到埋着孩子的雪堆那里去了。黄元御急忙喊:"不能动。"等县令去制止时,夫人已经在一个孩子的雪堆上扎上了个孔

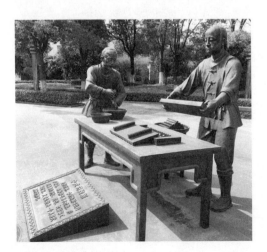

制丸

眼,还哭着说,孩子要不就憋死了。黄元御过来一看,非常惋惜地说:"本来一个好好的公子,这样就要瞎一只眼了。"

公子的病很快地治好了。县令派人来向黄先生道谢,并说明县令的请求。黄元御对差人说:"请你告诉县太爷。公子的那只眼我是不能治了。"

5. 首载人痘苗,传播免疫术

天花是一种烈性传染病,早在三千多年前,人们在埃及木乃伊

上，已见到天花的疤痕，印度在公元前六世纪也有此病。

　　我国中医与天花斗争的历史很悠久，逐渐由"以毒攻毒"的免疫思想，萌生了免疫技术，发明了人痘疫苗。也就是把患者的痘疮，经过加工碾制成粉末，吹到未患过病的人的鼻孔里，进行免疫接种。

　　中医学原创的人痘接种，大约形成于宋代，长期在民间流传，一直没有医学家加以记录、总结，直到明代末年，由喻嘉言最早记录在医学著作《寓意草》（1643 年）里，才引起了医学界的重视，促进了有关学术的交流与发展。喻嘉言记载了几例免疫接种的病例：

　　顾明先生的儿子接种了人痘疫苗，种痘之后有一些反应．就请他前去看看。喻嘉言细致查看，只见接种痘苗之后，所起的皮疹"淡红磊落，中含水色，明润可爱，且颗粒稀疏，如晨星之丽天。"当时其他的医生认为，这是一种顺症，夸口说是"状元痘"。喻嘉言认为，未必如此，他经过仔细辨证观察，只见这个种痘的小儿，身体发热，几日不退，而且头晕心烦，大便泄泻，精神较差，他认为这是"因时气外感，兼带内虚"。并且说，假如使用一般的治疗种痘后反应的药物发散，一定会引起不良后果。顾明不听他的劝告，仍然按所谓"状元痘"进行处理。

　　这个时候，正好是上级官员前来视察赈济饥荒流民的时候，顾明也就一起陪同查访，而不在家照顾出痘的儿子。喻嘉言就到顾明的亲戚家，说："顾明儿子的痘症不是顺症，兼有外来的邪气，必须积极救治，而顾明轻信其他医生的'状元痘'的说法，不管不顾地在外忙碌，这种赈济事情尽管属于善举，但是其他的人可以代替他去做，而他儿子的病情治疗，只有他自己拿主意才好，你快再去劝劝他吧！"顾明听了来人的话，并没有往心里去，他不相信喻嘉言对于病情的判断，继续做他的事情。

　　喻嘉言听了顾明亲戚的回话，心中十分忧虑，治病救人的神圣责任，促使他再次催促其进言，并嘱咐说："你儿子的痘症，应该先治疗外感，用一两副中药就能解决问题。然后种痘引起的病症，就自然痊愈了。不然的话，迟延一两天，有可能就错过了治疗时机，难以挽救了。请你赶快到朝阳门里去找顾明先生，直接告诉他我说的话。"

　　顾明的亲戚闻听此言，立即就去找顾明去了。喻嘉言也回家写信，把自己的诊断报告全都写了

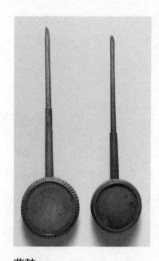

药鼓

出来,言辞直截了当,毫不避讳。傍晚有一个仆人送回来一封信,扔在书桌上就走了,面色很不好看。喻嘉言以为这一定是顾明怪罪他的信。等打开信一看,只见信上写的是:"尊翁大人,必欲得方,始肯服药。"

喻嘉言立即写了一个方子,并详细写下了处方的用意,就让一个年轻后生去送信。这个年轻的后生说:"您太不明智了,一天之中,三四次到他府上去,不顾自己的身份受屈辱,我都替您感到羞辱!"

喻嘉言仰天长叹:"我难道不知道自爱吗?!我行医多年,见过无数这样的情况,庸医不识病情,经常误事。只要我用药一调理,马上就会有起色,这样救起的患者,已经不计其数。"他说了半天,后生还是不愿去送信。喻嘉言只好自己冒着夜色赶路,亲自把书信、药方送到顾明的府上。当他到了顾府的时候,内宅的大门已经关闭了,他只好把信交给看门的人。希望他一早醒来,就送进去。

喻嘉言送完了信,赶着夜色走路,往返六里,虽然辛苦、饥饿,但是他治病救人的心情终于得到了表达,心里感到一丝坦然。第二天一早,再次托顾明的亲戚去催催,要尽早服药才好。顾明的亲戚也说:"孩子既然是'状元痘',不会有问题的,何必服药呢?"

喻嘉言对于自己的诊断,既有信心,也希望得到事实的验证。他几次想再进顾府打听消息,都没有去成。然而,就因为侯门深似海,不会轻易让他进去,而且也不会轻易相信他的话,所以他犹豫了,没有去成。

顾府里,顾明的儿子一边发烧,一边照样进食鱼肉发物,助长内热。到了第六天,突然病情恶化,不治而亡。过了两天,顾明的三儿子,也是因为种痘而同时感染邪气,庸医不明病情,仍然用前"状元痘"的说法迷惑顾明。结果,顾

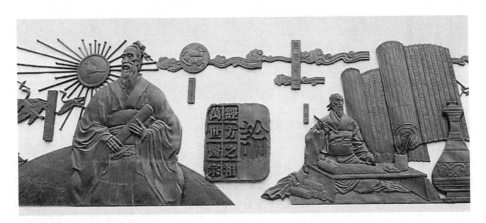

坐而论道

明的三儿子也在第六天死亡了。十多天的时间，顾明连死两个儿子，他后悔不已。因此，顾明在城隍庙开设一个药局，对无力买药的人，进行施舍，以弥补自己的过失。

喻嘉言认为，种痘之后，只要加以适当调理一两天就会安然无恙；即使有一些毒气太盛的现象，经过治疗，一般也会在十天半月，最多不用一个月而痊愈。然而，有似懂非懂的庸医，忽悠人们，所以造成了不必要的死亡。过了很久，喻嘉言偶然在街上碰到顾明，顾明赶快向喻嘉言致歉。

喻嘉言看到顾明知错之后，开药局施药行善举，也加以赞扬。并说，皇天在上，一定会保佑他今后的命运。对于庸医的作为，喻嘉言也相信上天的报应一定会来到。有一天，突然听说那位庸医暴病而亡。喻嘉言对于这样的结果，尽管有所预料，但还是心中不免震动。

喻嘉言《寓意草》的这段记载，一方面说明人痘疫苗接种，的确有不安全的因素，也说明经过历代医学家的探索。对于种痘之后的观察、诊治、调理，已经经验丰富了。他的"病例报告"，随着他名气的远播，而影响了后来的医学家。

（二）中医治疗其他儿科疾病传奇

1. 张仲景慧眼识病婴

一天，张仲景行医来到一座府城。只见城门口人头晃动，争相观看一张告示。他挤上前去一看，才知道是知府十世单传的一个儿子，一出娘胎就生了病，如果有人能医治好，定有重赏。

张仲景思索良久，伸手把告示撕下，被公差带进了府衙。知府见揭告示的是一个青年人，不免产生了几分怀疑。但见他眉清目秀，沉稳大方，似乎胸有成竹，心想既然来了不妨让他试一试，就把他让进了内室。

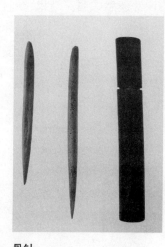

骨针

内室已站满了城里有名的医生，只是个个愁眉不展，望着床上的婴儿束手无策。他们上下打量一番张仲景，一齐露出看不起的神色。张仲景也不搭话，低头仔细观察病婴。只见他掰开婴儿的小口探看了一下，拿起小手抚摸了一会儿，沉吟片刻，轻轻地点了一下头。随即吩咐家人在砖地上铺了一领芦席，泼上两桶井水，把婴儿放在上边，又从自己头上扯下一根头发。插进婴儿的鼻孔，轻轻地捻动着，不到半个时辰，婴儿手脚舞动起来，"哇"的一声哭了出来。众人哗然，个个惊叹不已。知府忙问病因，张仲景解释道："乃是婴儿母亲怀孕期间，饮酒过度，故胎儿酒醉未醒。"众医生面面相觑，自愧不如，一个个溜走了。

知府是个清正之官，尤其慕贤爱才。他问明张仲景是南阳郡涅阳人，已外出行医一年有余。本想留他住上几日，见张仲景惦念家中，也只好作罢。知府又以重金相赠，张仲景坚辞不受，只求知府借匹马骑。知府马上应允，却给他牵来了一匹又瘦又弱的瘸腿老马。张仲景毫不介意，骑着瘸腿老马踏上了旧路。逢村过店，沿途为老百姓治好了许多疑难疾病。半年后，才回到家乡。当他走进家门时，一下子愣住了，他的家完全变了样。

唤过妻子问明缘由，这才恍然大悟。原来那知府趁他骑着瘸腿老马赶路之际，已派人运来木石材料。为他建造了住房和药店，购置了许多药物，并在药店门楣上面悬挂一幅匾额，上书五个大字："医圣张仲景"。

2. 华佗"子病母治"

华佗除了善于在民间收集有疗效的土方、验方外，对儿科病症也颇为精通。民间流传的"子病母治"法，相传就是华佗辨证施治的一个高明之处。正在吃奶的孩子有病时，对其母亲用药，药经母乳喂给小儿，从而间接治疗小儿科病。

传说，东阳有位叫陈菽山的人请华佗给他的一岁儿子看病，那孩子患的是腹泻症，整天哭闹不止，经过许多医生诊治，均没有效果。

最后，陈菽山请来了华佗，华佗认真为小孩切脉，又仔细检查患者的全身发育情况，华佗说："小儿母亲怀胎的时候，阳气内护胎儿，结果因乳汁内阴虚寒冷，小儿吃了母亲的寒冷的乳汁，所以病不能很快就好。"

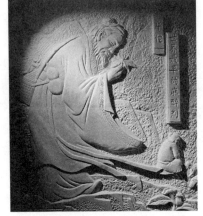

华佗

最后确认孩子病因出自母亲之身，于是他为这位母亲开方施药。华佗给了四种药物合成的女宛丸，让母亲吃药，治疗孩子的病，这样服药不到十天，患儿腹泻停止，不久就康复了。

其实从中也可看出中医的一个特点，那就是整体治疗。人是一个整体，华佗并没有仅仅只注意孩子，而是将孩子和母亲放在一起考虑，从而找出了病因。

3. 钱乙醉眼诊病婴

有一年,宋神宗的姐姐长公主的孩子病了。这可把长公主的全家上下急坏了,大家都惶惶不安,担心厄运降临。

这时有人提到了钱乙,说民间可是传开了,这位钱乙治疗小儿病那可是有真功夫。

长公主急了:"真的啊,还等什么哪,那就赶快把他给请来吧!反正太医们都没办法了"。

于是,钱乙就被糊里糊涂地带到了驸马府。说钱乙糊里糊涂被带来是有根据的,文献记载钱乙进府时还醉着呢,这绝对是还不清楚怎么回事儿就来了,否则借他十个胆子也不敢到驸马家看病前喝酒呀。白天诊病累了,晚上老婆给烫了壶小酒,刚喝几杯,就被拎来了。

可见长公主的女儿病很重。什么病呢?泻痢。这个病对小儿来说是非常危险的,经常可以夺走性命。现在长公主的女儿就快要不行了(泻痢将殆),所以连夜把钱乙召来了。

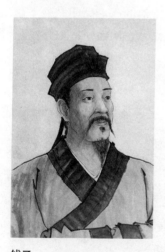

钱乙

钱乙嘴里冒着微微的酒气,进了驸马府,看到气氛森严的层层楼阁,酒稍微醒了点儿,但是还是醉着的。等到进入了重重帷幕之内,看到了病危中的小孩,钱乙的神情才开始凝重起来,酒也醒了大半。他认真地对患儿进行了诊断,然后长长地出了口气,起身退了出来。

驸马很着急,忙问:"怎么样?"

钱乙回答:"没问题。"

驸马一闻:咦?怎么有一股酒气?胆子太大了,给我家孩子看病居然还敢喝了酒来?活腻了不成!(宋朝公主嫁的基本都是武将,这位驸马就是后来的宁远军节度使,人粗鲁了点儿这很正常。)

钱乙还不识趣呢,还在那儿讲:"不用担心,她的身上很快就会发疹子,疹子发出来就好了。"

驸马更恼火了:"你!给我闭嘴!俺闺女患的是泻痢,和他娘的出疹子有什么关系!你实在是个庸医,谁把你找来的,把那个出主意的人给我拉出去打!"然后一巴掌把桌子角给拍掉了一块:"来人,把这个乡下土郎中给我轰出去!"钱乙听了,一言不发,转身就走。

钱乙走了以后,驸马还不依不饶:"怎么这么大的酒气,快给我燃香清新空气！"

但钱乙走了别人也没有办法啊，大家都不知道怎么治疗，挺着吧。估计接下来就该是办丧事了，然后呈报皇上，您又走了位外甥女，节哀顺变吧。

等到第二天，女仆突然来报："长公主、驸马爷，我们发现小姐身上出疹子了！"啊？大家都不信，忙跑来看。果然，长公主的女儿出了一身的疹子，精神状态却好多了。有这种事儿？这不和昨天那位医生说的一样吗？敢情那位医生是个高人啊！

长公主开始责怪驸马："瞧你昨天那个态度，做事怎么总压不住火呢？你就不能改改粗暴的脾气吗？"驸马："得，我错了还不成？我再去把人家给请来不就得了吗？"结果，又派人来到钱乙家里，钱乙正坐在那儿等着呢。钱乙说："我就知道你们会来，我把药已经准备好了，走吧。"

脸上还是不喜不忧的，在他的心里，别人对他怎么样并不重要，重要的是这个孩子的病要医好。钱乙开了药以后，孩子很快就好了。

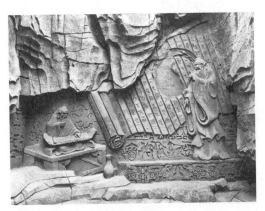

勤求古训

看着女儿又恢复了往日的健康，长公主非常高兴，但还是很纳闷地问钱乙："您怎么知道出疹子就会好呢？"

钱乙回答："我昨已经看到有微微的疹点，疹子外发，毒邪有外透之机，不至于内闭，当然就有让正气得以恢复的机会了，所以断定人死不了。我再用药辅助正气，让毒邪全部泄出，病就好了啊。"

长公主的女儿痊愈后，长公主也特别高兴，举荐钱乙做了翰林医官。

4. 灶心土救了小王爷

宋神宗九岁的儿子仪国公病了。听这个名头，感觉像个老头儿，实际上还是个流鼻涕的小孩呢。太医们怎么治也治不好，结果，长公主推荐了钱乙。

宋神宗的儿子患病是在钱乙治好长公主女儿的第二年，患的是瘛疭，也就是老百姓常说的"抽风"。实际上这个情况会在小儿很多的疾病状态下出现，这位仪国公小王子是怎么得的病？说不清楚，因为全太医院的人都傻眼了，怎么治疗都没有效果。

宋神宗恨不能把这帮人都给痛打一顿，朕平时养着你们，你们倒是好好学习啊,平时不认真读书,到真的诊病时却全成废物了,朕的若干儿子闺女都是因为你们这些庸医才夭折的,等我腾出时间来一定好好收拾你们。

但光生气不成啊,那边小仪国公还抽着风呢。于是问满朝文武大臣,怎么办呢?大家都大眼瞪小眼的,束手无策。

这时长公主来朝了,她上殿告诉宋神宗说:"我知道有个医生,虽然人家出身草野,但钻研医术,手段十分的高明啊。我女儿上次病危,就是这位给救活的,陛下您可以把他找来试试!"

宋神宗一听:"啊?有这样的人,叫什么名字?"长公主:"他的名字叫钱乙,现在就住在京城呢。"宋神宗这下来了精神:"那就甭等了,还不快宣他进宫!来人,宣钱乙进宫!"

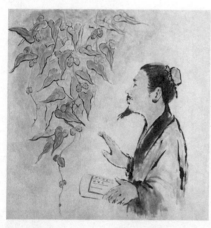

潜心济世

钱乙这回又是糊里糊涂地被召进了宫里。这回还好,钱乙没喝酒,他在护卫的带领下,来到了万众瞩目的皇宫。到了宫里一看,这位仪国公小王子果然病得不轻,抽风很厉害。于是钱乙开始心无旁骛地认真诊察病情。

要说这给皇族诊病,还真不是一般人能干的,医生一定要达到一定的修养和境界,心中做到只有患者和病证,其他一概不想,才能看好病。

钱乙诊完病后,告诉侍者:"以温补脾肾立法,方用黄土汤。"太医们一听傻了,什么?黄土汤?这都挨得上吗?这黄土汤是东汉医圣张仲景的方子,记载在《金匮要略》中,主要是治疗中焦脾气虚寒所导致的便血的病证,这怎么看都跟眼前这个瘈疭没有关系啊。这帮太医们想破了脑袋也没想出来这是个什么思路。

其实这黄土汤就是一味灶心黄土,药名叫灶心土,也叫伏龙肝,可不是随便从地里抓一把黄土就能用的。而是农村做饭用的土灶,在炉膛里的灶底被火反复烧的那些砌炉灶用的黄土,用的时候给撬下来,捣碎,就可以了。黄土汤的熬制方法是把灶心黄土先熬水,然后用这个水,再去熬剩下的几味药。

太医们都用怀疑的眼光看着钱乙,心想,我们就等着看你当众出丑吧,民间土郎中还想到皇宫里来治病?

皇上也不懂啊,怎么办? 反正大家都没有办法了,那就试试吧。于是如法煎药,就给这位仪国公小王子喝了。结果喝完药后,病就好了。

仪国公小王子的病好了以后,宋神宗那是相当的兴奋,心想:"从此朕的儿女们估计可以避免一个接着一个死去的厄运了"!

他斜眼看了一下羞愧得汗流浃背的太医们,转身对钱乙露出满脸的微笑:"爱卿,来,谈谈你的治疗体会吧,这个黄土汤,它怎么能治这个病呢?"

钱乙回答道:"回皇上,据我诊断,仪国公的病在肾,肾属北方之水,按中医五行原理,土能克水,以土制水,水平风息,所以此症当用黄土。"

钱乙接着说:"况且,诸位太医们用了药,治疗得差不多就要好了。我只是很凑巧在这个时候给加了把劲而已(且诸医所治垂愈,小臣适当其愈)。"

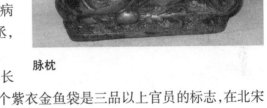
脉枕

看来钱乙是很给这帮太医们面子的。

宋神宗对钱乙说:"爱卿治病有功,朕现封你为太医院太医丞,赐紫衣金鱼袋!"

这个太医丞就是太医院院长的副手,相当于副院长吧。而这个紫衣金鱼袋是三品以上官员的标志,在北宋一般医生是没有这个资格佩戴的。

5."柔润为要"治流涎

一个姓朱的人,有个儿子五岁,夜里发热,白天无事,有的医生作伤寒治,有的医生作热病治,用凉药解表,始终治不好。

病儿的症状是:多涎而喜睡。别的医生用铁粉丸下涎,病情反而更重,至第五天,出现大渴引饮。

钱乙说:不能用下法治。他于是拿白术散末一两煎水三升,使患儿昼饮服。姓朱的问道:"饮多了不会泻吗?"钱乙答道:"不渗进生水在里面,是不会泻的。纵使泻也不足怪,只是不能用下法治。"姓朱的人又问:"先治什么病?"钱乙说:"止渴治痰、退热清里,都靠这味药。"

到晚上,药估计服完,钱乙看看病儿,说:"可再服三升。"又煎白术散水三升,病儿服完,稍觉好些。第三日,又服白术散水三升,那个病儿再不作渴,也没有流涎了。接着钱乙给其服两剂阿胶散(又名补肺散、补肺阿胶汤),由阿胶、牛蒡子、甘草、马兜铃、杏仁、糯米组成,病就完全好了。

6. 张景岳妙治吞钉孩

一户姓王的人家有个儿子,刚满一岁。一日,母亲随手拿一枚钉鞋的圆铁钉给儿子玩。小孩无知,误塞入口中,吞到喉间出不来。其母见状大惊,忙倒提小孩两足,欲倒出铁钉,哪知小孩反而鼻孔喷血,情况十分危急,孩子的父母连呼救命。

恰好张景岳路过这里,他见状急命其母将小儿抱正,小儿"哇"地一声哭开了,景岳断定铁钉已入肠胃,小儿父母早吓得六神无主,迭声哀求张景岳想想办法。

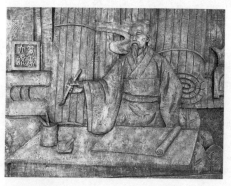

大医张仲景

张景岳陷入沉思中,他记起《神农本草经》上有"铁畏朴硝"一句话,想出一个治疗方案。他取来活磁石一钱,朴硝二钱,研为细末,然后用熟猪油、蜂蜜调好,让小儿服下。不久,小儿解下一物,大如芋子,润滑无棱,药物护其表面,拨开一看,里面正包裹着误吞下的那枚铁钉。小儿父母感激不已,请教其中的奥秘。

张景岳解释说:使用的芒硝、磁石、猪油、蜂蜜四药,互有联系,缺一不可。芒硝若没有吸铁的磁石就不能附在铁钉上;磁石若没有泻下的芒硝就不能逐出铁钉。猪油与蜂蜜主要在润滑肠道,使铁钉易于排出——蜂蜜还是小儿喜欢吃的调味剂。以上四药同功合力,裹护铁钉从肠道中排出来。

7. 陈复正治小儿痉挛

张某有个五六岁的女儿,一天坐着忽然摔倒,作反弓状,眼目翻腾,见白不见黑。儿科医生群集,都作"惊风"治,毫无疗效。三天后,病孩骨露筋浮,病情严重。

陈复正诊视后,认为不是惊风,而是太阳少血,寒气伤荣所致。他用厥阴门中当归四逆汤,由当归、桂枝、芍药、细辛、炙甘草、通草、大枣组成,为主方治疗,只几剂就治好了。

8. 陈复正治"百日咳"

高某有一小儿,生下不久就患"百日咳",面白眼清,自汗多嗽,满头青筋,头门宽大。

陈复正诊视后,认为肝风有余,肺气不足,中气更虚,应该速投人参。但是,一个老妇从内阻止,一个医生从外阻止。他们认为初生儿不能服人参,服人参则不可治。高某夫妇信以为真,不敢用陈复正的药。于是便由那位医生诊视。两三月间,愈治愈危,以至于奄奄一息,逆证丛生,无可救药。医生束手无策,老妇缄口无言,都不敢来高家了。于是又请陈复正来治。

陈复正一看,病儿面青目蓝,骨瘦如柴,声哑无音,咳嗽气促,大汗淋漓,四肢搐掣,逆证全具,毫无生机,只两目神光尚存。陈复正就用人参一支,龙眼肉五粒,蒸汤给他服下。服后气稍顺,又接连用人参一钱,龙眼肉七粒蒸汤服,竟获大效,当晚就汗搐俱止,喘亦减。

但人小体弱,二钱参汤,须一夜才能服完。陈复正抱着病孩喂药,整夜没睡。几天之后,病孩睡眠较稳,呼吸较长。十天左右,诸证已愈八九。只是形色未复,音声未亮。于是服用人参增至每日四钱,龙眼肉十四粒,调理如前。20天左右,共用人参六两多。至此,病孩声音清亮,面色红润,肌肉复生,精神胜旧。

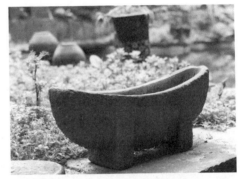

药碾(宋)

半周岁的乳儿,竟让其服下六两人参,起沉疴于万难之口。这样诊治,不单是世人未见,医家未闻,就是诸书也未记载,可以说他是有胆有识。

9. 妙用石膏治大热

张锡纯的长子,七岁的时候,患了感冒风寒,四五天之内,身上大热,舌苔黄而带黑,这是热盛的缘故。为什么张锡纯那么一位大腕,自己的孩子也折腾了四五天都没效果呢?原来,是因为孩子小,不愿意服药,逼着他服药,他很快就呕吐不止,搞得他也是没了办法。

这怎么办呢?看此时的证候,应该使用生石膏,但是历来医家都说这个生石膏是大寒之药,小孩子用能行吗?

在这个时期,张锡纯对生石膏也不是很了解,所以心里也犯嘀咕。

想来想去,张锡纯觉得"有是证则用是药",这是中医的一个名句,意思是:不管如何危险,只要有这个证候,就应该使用对证的药物,即使有的时候乍看上去,这个药很是威猛霸道,但是也应该用。

在这个思想的指导下,张锡纯就用了生石膏一两煎汤,趁着温热,给孩子分三次慢慢服用下去,结果病情就开始好转了,张锡纯一看,有门!于是,又用了生石膏二两,熬汤,还是慢慢地喝下去,结果病情开始继续好转。

张锡纯这回胆子就大了,于是,这次他用了生石膏三两,熬汤,给孩子喝了下去。

结果,这个病立刻痊愈了。

那么,一个小孩子,一天之内,用了生石膏六两,这个量可够大的了,孩子的身体被凉到了吗?

张锡纯体会,这次病好以后,孩子的饮食有加,没有任何脾胃受寒之象。

难道这个生石膏不是大寒之药吗? 为什么孩子没有被寒到呢?

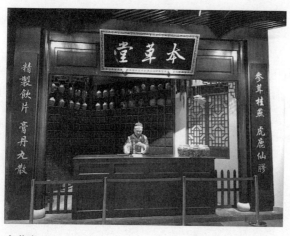

本草堂

张锡纯再翻看《神农本草经》,里面说石膏"微寒",于是恍然大悟,原来生石膏不是大寒之药啊。

张锡纯自己说:"此系愚初次重用石膏也。故第一次只用一两,且分三次服下,犹未确知石膏之性也。"

张锡纯最有心得的一味药,就是这个生石膏了,他在著作中写得最多的就是这味药,但是一般人不知道,他对生石膏的体会,还是从自己儿子身上获得的。

后来,张锡纯说了句话:(生石膏)凉而能散,有透表解肌之力。外感有实热者,放胆用之直胜金丹。

这就是生石膏这味药的主要功能,它能够把体内的邪热向外透发,古代的几位医家都擅长这味药。张锡纯对这些经验予以发挥,他特别讲述了不能用煅石膏,生石膏煅用后,是外用之药,是不能口服的,这点他特别强调,而且他对生石膏的应用之广泛,是以前的医家所不及的。

五、中医治疗妇产科疾病传奇

(一) 中医治疗产科疾病传奇

1. 华佗妙治死胎案

李将军的妻子病得很厉害,召唤华佗诊脉。

华佗说:"伤了胎,但胎儿没有离开母体。"将军说:"确实伤了胎,但胎儿已经打了下来。"华佗说:"从脉象看,胎儿还没有打下来。"将军认为不是这样。华佗开了处方离去。妇人的病稍稍好转。

过了百多天后疾病复发,又请华佗诊断。华佗说:"按照这脉的惯例判断,还有未产下的胎儿。前次应当生下两个婴儿,一个胎儿先生出来,出血很多,后一个胎儿还没有生出来。母亲自己不觉得,别人也不了解,再也没有接生,所以没有生下来。现胎儿已死,母亲的血脉不再营养胎儿,胎儿必定干枯而附在母亲的脊上,因此使母亲的脊时常疼痛。现在应当给汤药,并用针扎一个地方,这个死胎必定会出来。"汤药和扎针全部施用,妇人剧烈疼痛像临产时一样。

华佗说:"这个死胎干枯已久,不能自己产出,应当让人掏出它。"果然掏出了一个已死的男婴,手足齐全,颜色发黑,体长一尺左右。

2. 华佗配药打胎

原广陵相的夫人怀孕六个月,腹痛不得安宁。华佗为她按脉说:"胎儿已经死了。"

让人用手探摸胎儿的位置,在左边是男婴,在右边是女婴。摸者说:"在左。"于是华佗配药打胎,果然打下来一个男婴的形体,患者不久就痊愈了。

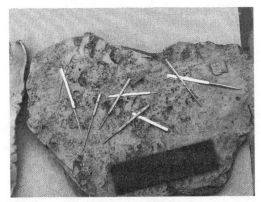

针锋器具

3. 朱丹溪妙手治孕妇

传说在元朝时期,浙江某地有个孕妇一次收拾好碗筷,想将饭篮挂到钩上,踮起脚尖,一挂两挂,腹部忽然一阵疼痛。从此腹痛不止,日夜不安。邻近的医生都开了安胎药,服后却总不见效。孕妇的丈夫是个秀才,他对妻子说:"看来只好去义乌县请神医朱丹溪了。"

朱丹溪看过孕妇想,要纠正胎位,光靠药物不行。于是要孕妇将身体左侧卧倒、右侧卧倒、向前弯腰伏地,并问她各有什么感觉。孕妇一一说了。朱丹溪仔细观察了一番后,正思索着,见墙角边有箩小豆,顿时有了办法。叫孕妇的丈夫量出半升小豆,又叫他冲了两大碗糖开水。然后,朱丹溪拿这半升小豆撒满一地,叫孕妇喝了一碗糖汤,说:"你要忍着腹痛,将撒在地上的小豆,一粒粒捡干净。"孕妇只得熬住痛,弯腰捡豆,足足用了个把时辰才捡完。

开始时蛮痛，直到捡完豆，腹痛反倒减轻了。那时，孕妇的汗水已流了一身。朱丹溪叫她喝下另一碗特制的阿胶保胎汤。又嘱咐照前次医生开的老药方，再服三帖。说也奇怪，孕妇经这一活动，疼痛很快消失。不久就顺利地生下孩子。

事后，秀才去拜谢时问朱丹溪："您这是什么医理？"

朱丹溪微笑地望着秀才说："因贵夫人起病突然，是属胎位移动。胎位不正，必须先用自身的活动给予正位，然后必须以具有千年传承阿胶作为安胎药引，才有效果，因为阿胶自古以来就是安胎圣药，我给你夫人开的方子是用阿胶（炒熟）、艾叶二两，葱白一斤，加水四升，煮成一升，分次服，此方名"胶艾汤"。然后叫她捡豆，这样一弯一挺，就使胎位逐步移到原位了。

听完这些，那位秀才更是对朱丹溪佩服得五体投地，马上趴在地上给他重重地磕了三个响头，自那以后逢人便说朱丹溪乃华佗转世，神医下凡！

4. 滑寿治不孕症

一个妇人三十岁，每逢月经来潮前三五日，小腹部就痛如刀刺，时恶寒时发热，大便如黑豆汁样，接着月经就来。因她一直未怀孕，于是请滑寿诊治。

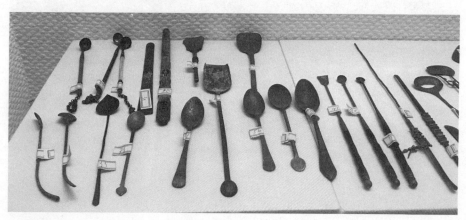

古代药具

滑寿见她两尺脉都是沉涩欲绝，其他部的脉都弦急，诊后认为这病是由于下焦寒湿邪气相搏于冲任而引起，冲为血海，任主胞胎，为妇人血室，所以月经将来，邪与血相争而作痛，寒气生浊则大便如豆汁，宜治下焦。

于是以散寒除湿理血的药物组方，叫她在月经前十日服用，共三次，去邪后再进行调理，次年终于怀孕生子。

5. 叶天士用捡桐叶治产妇

清代医学家、温病学派代表叶天士在郊外散步，路过一户人家时，听见一位妇女的呻吟之声，当时他断定是难产，连忙推门闯了进去。一看，果然这家有一个难产 3 天的妇人，此时已是形容枯槁、气若游丝。

家人见了名医叶天士，仿佛看到了救星，连忙端茶倒水，请他救救这两条性命。叶天士号过产妇的脉象之后，对其丈夫说："让她亲自去院中捡 3 片桐树叶做药引，水煎，冲服'开交骨散'就可以了。"于是，一家人搀扶着产妇，到后院捡了几片桐树叶，按照叶氏所嘱，煎汤服药。大约过了一炷香的工夫，产妇果然产下了一名男婴，母子平安无事。一时间这个病例广为流传，用桐叶治难产被很多医生仿效，但大多无用。

叶天士的弟子听说后，请教老师为什么用桐叶治难产。叶天士听了微微一笑，说："桐叶怎么能治难产呢？只不过那个产妇平时活动太少，尤其是怀孕后怕伤胎气一直卧床，气机凝滞，以致胎产不顺，所以我让她自己去院中捡桐树叶，行走、弯腰是为了让她活动一下，调畅气机，以顺胎气而已。"

6. 叶天士捡棋子治产妇

一个孕妇难产，因别的医生治不好，勉强支撑着去找叶天士求救。当时叶天士正在下棋，他随便瞅了孕妇一眼，不屑地哼了一声，继续埋头与人对弈。孕妇流着眼泪，再三哀求，连叶天士的棋友也不忍心了，帮孕妇说话。

不料把叶天士说火了，顺手举起棋盘，"叭"的一声甩到地上，棋子顿时撒得四处都是。然后又声色俱厉地对孕妇说："病来如山倒，病去如抽丝，你急什么？给我把棋子捡起来！"孕妇因有求于他，只好忍气吞声地把棋子一一捡起。叶天士此时忽然大笑起来，对孕妇说："好好好，这回孩子自然会顺利地生下来了。"说得那孕妇半信半疑赶回家中，果然应了叶天士的话，顺利地分娩了。

叶天士的棋友又钦佩又诧异，问起拾棋子居然能治难产的奥妙。叶天士说："滚动之石，不长苔藓。我一眼就看出那妇人是捧心胎，当她拾棋子时，佝偻了很久，胎儿的手靠她的运动之力，已离其心窝，所以不得赖在娘肚子里不出来

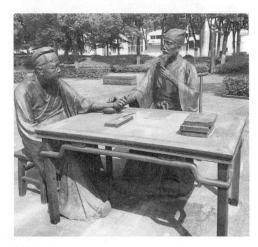

把脉

了！"一阵话说得对方哑然失笑："你刚才好一场真真假假的把戏,连我也给蒙住了。"

7. 徐灵胎安胎治产妇

有一天下午,徐灵胎应邀来到一名村民家中,忽然有个老婆婆从里面出来,惶惶不安地对主人说:"没救了！"徐灵胎惊问道:"怎么了？"主人说,"我妻生产两天还没产下,接生婆已经回绝了,看来……"徐灵胎说:"我来为她把把脉吧！"这家主人转忧为喜。

徐灵胎进入产妇卧室,看到产妇此刻浆水(羊水)已涸,由于稳婆令其用力逆下,产妇疲乏已极,不能出声。徐灵胎对这家主人说:"不要怕,这是试产,不要勉强,让她安卧,待一个月后才可以正产,并且很顺利,而且还是男胎！"接生婆听了,不以为然,她对这家主人说:"这是谁啊,敢说这样的大话,我接生几十年,从来没见过像这样的产妇可以救活的。"这家主人也是半信半疑。

徐灵胎见产妇气息微弱,便为她拟出一个养血益气安胎之方。由于方中有昂贵的人参,徐灵胎看到这乡民家中并不富裕,便从怀中掏出一两银子给他,让他去买药。产妇服药之后,胎气安和,全无产意。一个月后,果然生一男孩,而且生产很顺利。

徐灵胎说:"凡是胎气旺的孕妇,感受了风寒劳碌,便会产生胎坠下陷,像是要生产一样,这时候只要用点儿安胎药就行了,如果勉强用力,会导致胎浆早破,则胎不能安。我看她胎脉很旺,而月份未足,故知她还未到产期。由于那次胎已动摇,将来生产必易;左脉甚旺,所以知是男胎,这是很浅显的道理。

8. 傅山治衣胞不下

有一天,一位老太婆很惊慌地来请傅山先生,上气不接下气地喘着说:"傅山先生,请您老人家赶快去救救命吧！我儿媳生了个小孙孙,就是衣胞不下,大半天了,没办法弄下来,人都快死咧,请您救救命吧！"

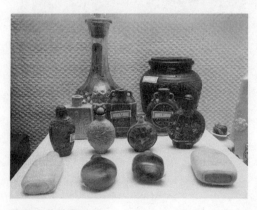
盛装中药的器皿

傅山先生叫她不要惊慌,把治疗的方法告诉她,老太婆就赶快走了。她在路上买了四两冰糖,回到家后,先将绿豆水煮好,就叫他儿媳把冰糖在口中嚼碎,用绿豆汤冲服,一直把四两冰糖服完。

停了一个时辰,果然衣胞落下,产妇平安地下床了。

9. 庞安时按摩催产

有一年,朱新仲桐城老家的一个远房亲戚难产,生孩子生了七天都没生下来。家人都非常着急,请了很多大夫,也吃了很多药,就是生不下来。眼看着产妇一天天地虚弱,马上快不行了。

正好当时的名医李几道前去拜访朱新仲。朱新仲赶忙把产妇难产的事情跟李几道说了,并带李几道去产妇家里看病。

李几道看过之后,紧皱着眉头,说道:

"这种情况吃药是不行的,恐怕只有针刺才能立即见效。"

家人听了,赶忙应声道:"那就请您赶快用针吧!"

李几道摇摇头,说道:"不是我不愿意救人,而是我的水平真的达不到,如果弄不好,恐怕会伤到孩子和大人啊!"

说完,李几道便离开了。

在回家的路上,正好碰上恩师庞安时。于是,李几道便向庞安时介绍了产妇的情况,并将恩师引荐给朱新仲。

朱新仲见到庞安时,非常激动地说:"我们不敢惊动庞公您,可是现在人命关天,还希望您救命啊!"

庞安时听了,谦虚地说道:"先生不必客气,我本来就是大夫,治病救人是我的分内事。"

说着,庞安时便随朱新仲来到了产妇的家中。

庞安时看了看产妇的情况,对焦急的家人说道:"放心吧! 她不会死的。"

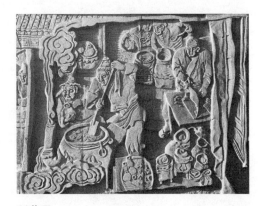

于是,庞安时让家人用毛巾热敷产妇的腰腹部,他则在产妇的腹部上下有规律地按摩着。

才过了一会儿,产妇觉得胃肠部微微阵痛,呻吟了几声,便顺利产下了一个男婴。

制药局

家人见母子平安,不停地向庞安时作揖,拜谢他的救命之恩。

（二）中医治疗妇科疾病传奇

1. 二斤糕面治月子病

有一年,傅山的儿媳生了孩子,不满月就病倒了。傅山云游在外,久未回家。

回来后,他妻子埋怨说:"你常常给外人看病,自家的儿媳妇病成那样却不理会!"傅山听了就和妻子一起进房给儿媳妇看病。看了面色切了脉,出来后问他妻子:"产房里放过什么吃的东西"?妻子说:"没有放过什么呀!哦,想起来了,放过些红枣"。

傅山说:"这就对了,我开个药帖,你再给她蒸上二斤糕面,分三天连药带面都吃上,注意看她的大便"!妻子照傅山说的法子给儿媳妇吃上,三天以后,果见拉下了枣皮,不几天病就痊愈了。

2. 傅山巧治白带病

傅山先生在故里,妇女找他治白带的很多,而且要求简易有效的治疗方法,既要省事,又不多花钱,不然,就治不起病。

傅山先生就根据农村情况和群众要求,告诉一个简易有效方法:用四个鸡蛋,四两荞麦面,将鸡蛋打入面内,在火上炒至老黄为度,不要炒焦,然后再研成细面,早晚各服四钱。腹痛、腹胀者用小茴香熬水为引,腹不痛,不胀者以盐水为引,轻者一料即愈,重者三料全愈。

果然,许多妇女服用,既不花钱,又很省事,就把白带治好了。

3. 赛百帖人参汤治"子宫下垂"

明末年间,在孙一奎行医的一带有户贫苦农民,其妻产后失养,患上"子宫下垂"病症。她坐不成,睡不适,痛苦异常。邻居们非常同情她。一天,大家为她请来一个所谓的女科医生。

这医生简单地看了看,开口说:"你这病治起来并不难,不过,要吃一百帖'补中益气汤',每帖需人参三钱,服满二斤,病才会痊愈。"农民一听,面露难色,说:"我家日无隔宿之粮,夜无御寒之被,哪有钱吃人参啊!

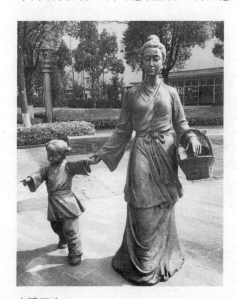

去看医生

只好听天由命了。"病妇也淌下辛酸的眼泪。

名医孙一奎凑巧从这里路过，他十分同情这位妇女，径直到了患者家——那时请一位医生的出诊费高得吓人。孙一奎仔细地检查患者后，责怪那位女科医生："你怎么可以强人所难呢。患者明明穷得连锅都揭不开，哪有钱吃二斤人参？医生应该首先替患者着想。再说，这位妇女的病并不是气虚引起，你为何开出百帖人参处方，难道你认为处方昂贵就能显示出医生的本事么！"他越说越气愤，那人灰溜溜地走了。孙一奎对农民说："我有一个单方，用不了多少钱，三五天后就能见效，不妨试试。"

病家久仰孙一奎的大名，见他主动上门治病，分文不取，乃破涕为笑，忙请孙一奎开处方。孙一奎让农民从地里割来二斤韭菜，煎取浓汁倒入盆中，再搬来一块二斤重的生石灰，投入盆中，待石灰溶解时发出的"噬噬"声刚过，便滤去灰渣，让病妇趁热坐到盆上，先熏后洗，并用韭菜揉搽患部。坚持三日，农妇的病便慢慢好起来。随后又留下半个月的阿胶让她每天坚持早晚服用一次。果然一个月后患者痊愈。

乡里人得知农妇恢复得这么快，都非常佩服孙一奎的高明医术和高尚的医德，并把治愈那位病妇的处方叫做"赛百帖人参汤"。

六、中医治疗皮肤科疾病传奇

（一）中医治疗过敏传奇

1. 叶天士粢饭团治怪病

清代初年，江苏出了一个名医，名叫叶桂（叶天士），他出身于医生世家，自幼勤奋好学，且先后拜了17位名医为师，广取各家之长，自成一身，成为中医温病学的奠基人。

话说某年盛夏的一天，叶桂被南京以铁公鸡闻名的大官僚吕维其请到家中。原来三四天前吕大人的儿子嫌天气太热，就独自一人来到后花园荷花池边乘凉，躺着躺着，不知不觉睡了过去。一觉醒来，便觉得周身奇痒难忍，浑身上下无论碰到哪儿都觉得痛，连衣服也穿不得。叶桂仔细地诊视了患者，发现周身不红不肿，不

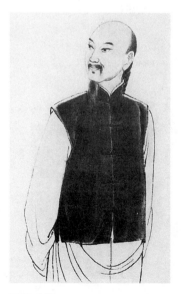

叶天士像

寒不热,脸色如常,饮食照旧,脉象平和,不像是脏腑有病。于是叶桂就来到公子乘凉的地方,但见池中荷花点点,波光荡漾;池边碧柳成荫;叶桂仔细地看了柳树和地面,心中似有所悟,旋即回到房中为公子开方。方中写道:"白糯米三石,洗净蒸熟,做成饭团,连做三天。"并解释说:"公子之病,乃是邪恶在身,需用粢饭团方可驱逐。驱邪之法,当在南京最热闹之处,设摊发放饭团三天,凡衣衫褴褛者,每人发放四只。"吕维其一听,有如剜心般疼痛,可为了儿子,也只能照办。

到了第三天傍晚,叶桂拿了两个粢米饭团来到吕维其儿子的卧室,用粢饭团在他身上、胳膊上、腿上滚来滚去。说也奇怪,不一会儿,刚才还躺在床上哭爹喊娘周身痛苦的吕公子,现在却一跃而起,完好如初。

几天后,叶桂回到家中。他巧治吕公子怪病的事早已在家乡传扬开了,弟子们也都急着问个明白。叶桂不慌不忙地说道:"吕公子的病说怪也不怪,关键是要审病求因,我在他乘凉的地方看见有许多毛毛虫被太阳曝晒,就会脱落下不少刺毛。由于刺毛很小,所以肉眼看不见,他自己也不知道。可是一碰身上,刺毛就刺人,疼痛难忍。不懂这些事情,当然找不到病因,这些刺毛无法除掉,却可以利用粢米团的黏性把它们粘干净,病也就好了。"

这个故事告诉了我们细心观察的重要性,若不是他的仔细认真,恐怕就不会找出病因。从中我们也看到叶天士的仁心仁术。

2. 朱丹溪用棺材治漆过敏

金华县城有个花花公子叫施王孙,吃喝嫖赌,五毒俱全,还常常依仗当官的父亲欺压百姓。

一次,施王孙看中城西方员外的女儿方姣仙,要娶她为妻,方姣仙一口拒绝。方员外却满口答应,中秋那天,施家强行把方姣仙抬回家,姑娘宁死不肯拜堂。施家只好暂把她安顿在一间冷落屋子里,准备再设法劝她回心转意。说也奇怪,空守了一夜的施王孙,第二天起来,就觉得浑身发痒,脸孔也有些浮肿了。过了一天,脸孔竟越来越肿。家里人认为他得了邪症,马上去请义乌名医朱丹溪。

朱丹溪来到施家,看过患者后,又来到患者住过的新房,一会儿就判断出病因来了。但他早就知道这患者的为人,于是就对施王孙的母亲说:"这可是奇病哪,书上都没有记载。叫'棺材病'!这奇

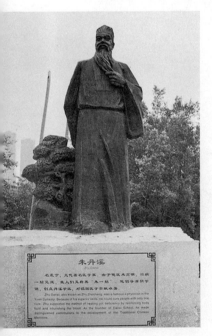

朱丹溪

病不用吃药，只要做到两条：一是将未入洞房的媳妇退掉，连同嫁妆一套送给她带回去；二是立即派人上山，砍十六根杉树，做棺材一具。"施母心中砰砰乱跳，不禁发问："做棺材有何用呀？"朱丹溪说："这就叫奇病须用奇法治。你儿子强逼女子成亲，这是大忌，如果同房，必死无疑。幸好还未同房，从今以后，只可清心寡欲，不可任性放纵。今用新棺材一具，让他先进去躺3天，粥饭也送进棺材里去吃。3天后，保他全好。施家一切照办。3天后，睡在棺材里的施王孙的病果真好了，这才从棺材里爬出来。

后来，朱丹溪的一位学生问这是什么原因？朱丹溪笑道："恶人得了病理该先治恶后治病，要知道此乃'漆疮'！是接触到新房里那套新漆嫁妆而引起的。所以，我就让他把强逼的女子退掉，把嫁妆也送掉，教他改恶从善，再给他治'漆疮'。其实，'漆疮'是很容易治好的，一般只需用新鲜杉树皮煎汤洗洗身就会好的。我安排他睡3天棺材，效果也差不多。"

（二）中医治疗脚气病传奇

1. 利用粗食治疗脚气病

相传，唐时长安城内有几个富翁身患一种奇怪的疾病，只见脚胫日趋浮肿，浑身肌肉酸痛麻木，身倦乏力，众医诊治均束手无策。于是请孙思邈诊治，经药石下肚，仍不见转机，孙思邈由于难揭其谜，终日甚感不安。

有一天，严太守也患此病请孙思邈治疗，为了查明病因，他住进严府中仔细观察了十几天，只见严太守的贴身家僮也同样精神萎靡不振，下肢照样浮肿，只是比严太守稍轻些。孙思邈仍百思不得其解，他又到厨房内调查，厨师说严太守不喜欢大鱼大肉，但他对粮食精制特别讲究，派人将米面反复加工精碾细磨后才作为主粮食品。

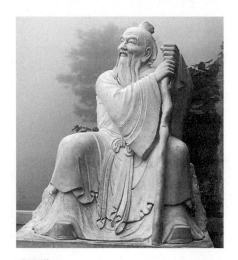

随后孙思邈又去拜访了其他几位同样症状的富翁，发现都有同样习惯喜食精粮，此时孙思邈已领悟出其中的玄妙了。孙思邈立即建议严太守将每日主食全改成粗粮糙米，并且将一些细谷糠、麦麸皮煎水服用，半月之后这种疑难病竟神奇地康复了，患者精神好转，浮肿全消退了。

孙思邈

消息一传出,长安城内外市民一片震惊,赞扬孙思邈真是天下神医!

2. 孙思邈诊断脚气病

有一次孙思邈给人看病,来了一个患者,该患者上吐下泻。一般人认为,患者是得痢疾或者肠胃炎,或者吃了什么有毒的东西。

孙思邈一看就对患者说,这是得的脚气病。患者很惊讶,非常不相信。孙思邈说:"这脚气病有好多种呢,你这就是脚气病。"患者反驳道:"很多医生说我是吃坏东西。"孙思邈说:"是啊,所以他没给你治好,你上我这儿来了。"患者仍旧怀疑,不看病就走了。后来患者病得越来越严重,不得不又来找孙思邈看病。

其实啊,有一种脚气病叫冲心型脚气病,它就是没有脚气,手脚都没事,它的病症就是上吐下泻。但是由于患者少见多怪,延误了治疗。

孙思邈在学习前人和总结群众经验的基础上,经过长期探索,终于提出一个有奇效而又简便的防治方案,那就是用防己、细辛、犀角、蓖麻叶、蜀椒、防风、吴茱萸等含有维生素的药物来治疗,用含有维生素的谷皮(楮树皮)煮汤调粥常服来预防,这在世界医学史也是非常先进的。欧洲于公元 1642 年,开始做脚气病的研究,而孙思邈早在公元 600 年左右,已经详加论述,并掌握了正确的防治方法,比欧洲早了整整一千年。

(三) 中医治疮传奇

1. 翻江倒海挪大背

黄元御的医名传遍了济南府,可是乐陵知县孙尔舟听到后,却不相信家乡

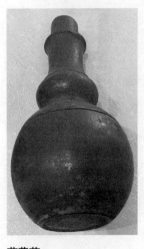

药葫芦

这位少年时的"同窗好友"会变得如此神通。正巧他因植枣有功调升余杭知县,又觉周身烦躁不爽,便想趁赴任回乡探亲之际,试一下黄学兄的本事。

黄元御见到孙知县,道过几句阔别的话后,便大惊失色地说:"这个任怕一时上不得了。我看你身上的大背疮,很快就会发作,俗语说:'手够,对口,手不敢动,腿不能走'"。

孙尔舟正在凶吉难分,进退两难的狐疑时,黄元御又劝慰道:"我给你开一个'翻江倒海'的药方,只要吃上三剂,你的身体便能复原,等上任一年后,再从臀部把毒火发散出来。"孙知县吃上三剂"翻江倒海",果然身上爽快如初,便赴任去了。

时过一年,孙知县真的在臀部生出一个疮来,苏杭名医的药吃遍了也不见效。可巧密州一位姓藏的医生路过,请来一看,便惊奇地问:"为什么在臀部生大疮呢?"孙尔舟讲出实情后,姓藏的医生给孙知县开了处方,只吃过三剂药便痊愈了。从此"南藏北黄"的美名在大江南北便传开了。

2. 傅山用牛粪治秃疮

西村本村有个孩子,害着一头秃疮,孩子爹领着孩子找傅山治疗。

傅山看了看说:"那咱们一起出去走走吧,见有牛的人家就进。"孩子的父亲莫名其妙,领着傅山往养牛的人家走。走了几家,见牛膘肥体壮,傅山摇摇头都不中意。又到了一家,见一头骨瘦如柴的牛正在拉屎,傅山高兴地说:"好了,就在这里治吧!"随即抓起一把牛屎抹在小孩头上,对孩子爹说:"不要洗掉,过几天就会好的。"

孩子父亲不解其意,心里直嘀咕,这叫什么治法。但求人家治病又不好多问。不料过了几天,屎也干得脱落了,头上的秃疮也不见了。孩子的父亲惊喜之下,去向傅山道谢,并请教其中的道理。

傅山告诉他:"治秃疮要清热解毒,需要牛黄,牛黄价高,你家又穷,哪里能买得起,那头瘦牛已经有了病,是有了牛黄,拉屎从粪里渗出些来,给你孩子涂了,所以就好了"。那人听了,才恍然大悟。

3. 三昧水忏治人面疮

在唐朝时,有位高僧叫悟达国师,在他尚未显达被封为国师前,有一天在某寺遇到一位病僧,那病僧身上长疮,臭秽难闻,其他人都避之唯恐不及。唯有悟达国师,常怜悯地照顾他,那病僧的病也就渐渐地好起来了,后来临别时,那僧人感激地对他说:"以后如果你有难,可到四川彭州九龙山来找我,那山上有两棵松树并连为标志。"说完就离去了。

悟达国师后来因为德行高深,唐懿宗十分尊崇他,就封他为国师。悟达国师却因权势而生起了傲慢之心。但也从这时候开始,悟达国师的膝盖上突然长出一个人面疮来,眉目口齿俱备,更可怕的是,这疮需要喂食,每次用饮食喂他,都能像人一样开口吞啖。悟达国师遍请各地名医医治,但皆束手无策。

有一天,悟达国师突然记起昔日那病僧临别时所说的话,因此就启程去四

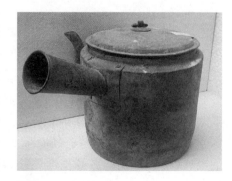

药罐

川的彭州九龙山去寻找。到了傍晚时分，果然找到两棵并连的松树，高耸入云，而那僧人已经站在金碧辉煌、广阔的大殿门前等他，那僧人殷勤地接待，并留他住下。

悟达国师就把所患的怪疾和痛苦相告，那僧人对他说："不要紧的，我这儿山岩下有清泉，等到天明，你去用泉水洗濯就会痊愈的。"

到了第二天清晨，等悟达国师来到清泉旁，正要掬水洗濯时，突然听到那人面疮竟然开口大叫说："你且慢洗！你可知袁盎杀晁错的故事？你的前世就是袁盎，而晁错就是我，当时就因为你向景帝偏言，害我在东市被腰斩枉死。我累世都在寻求报复的机会，但因为十世以来，你都是身为高僧，且奉持戒律严谨，使我没有机会。这次你因为受到皇帝过分的宠幸，动了名利心，在德性上有所亏损，所以我才能够靠近你来寻仇，现在蒙圣人迦诺迦尊者（化身为病僧）出面来调解，赐我三昧法水，令我解脱，我们的冤怨，也就此了结了！"

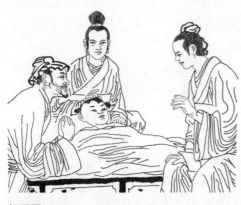

行医图

悟达国师听了之后，不禁胆战心惊，连忙掬水洗涤。洗时痛彻骨髓，一时晕厥在地，醒来后，发觉人面疮已经不见了，回头看那金碧辉煌的大殿，也已杳然无踪。后来，悟达国师就在那个地方修行，从此不再出山。佛教中的"三昧水忏"，就是悟达国师后来传下来的。

4. 李时珍妙手治人面疮

李时珍治愈皇妃的痈疽之后，当上了太医院院判，不久礼部尚书徐阶的儿子徐龙得了个怪病。

原来这徐龙倚仗父亲的权势，就像过街的螃蟹——横行霸道。那日他在街上公然调戏一名黄花少女，有个过客说了句公道话，被徐龙飞起一脚踢倒在地。徐龙因用力过猛，右腿膝盖当即发痛，家人把他抬回家后，这膝盖的痛势有增无减，并且一天比一天严重起来，肿得像个冬瓜，痛得他杀猪般地喊爹叫娘，太医们给他敷药总不见效。最后膝盖烂成五个特别奇怪的窟窿：就像人的五官，有鼻子、眼睛，还有嘴。每到半夜时分，那张"小嘴"便张开成笑的模样，这时徐龙的右膝里面就痛得撕心裂肺，外面又奇痒难忍，真是苦不堪言。

他家有个仆人看到主子痛成这个样子,突发奇想:这张开的小嘴莫不是要吃东西? 不然它怎么会内痛外痒? 于是他试着拿一块肉塞进"嘴"里,这一试还真的见效,痛势竟然减轻了许多,于是只有这个法子管用,痛时就让它吃肉。谁知这肉都吃进腿肚里去了,有进无出,于是这右腿一天一天地胀大起来,肿得像只大水桶。就这样右腿肚又胀痛得厉害起来。原来只膝盖痛得紧,现在又添了腿肚疼,这徐龙的痛苦真是与日俱增。他把一肚子气撒到那仆人身上,叫手下把他打了个半死。

对于徐龙的病,尚书徐阶想到了李时珍,于是他便请李时珍来为徐龙诊治。这时的李时珍除了为皇亲国戚和达官贵人看病之外,一有空就到文苑宫去查阅历代医籍,当他听说徐尚书的儿子患有如此怪病,二话没说,就到了尚书府。李时珍查看过病情之后,对徐龙说:"公子这病名曰'人面疮',病情的轻重就看这张'脸'的变化,如果它在笑就疼得厉害,不笑就疼得轻一点儿。"徐龙说:"是这样的。"李时珍说:"只有让这张'脸儿'哭了才可以完全止痛,让两只'眼睛'流泪了才能治好。"

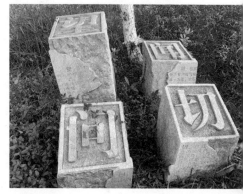

望闻问切

于是,李时珍取来一些贝母碾成的粉末撒在"小嘴"里,只见这张"小脸"立即变得难受的样子,当下便一点儿也不觉痛了。李时珍说:"腿肚里所吃进去的肉已经化脓了,必须切开腿肚排出脓液才能治好腿肚。"徐龙实在痛得难受,要李时珍立即为他开刀割腿肚,因为这腿肚的痛势让他生不如死,巴不得立即开刀。

李时珍让人去太医院取了些麻药,便把徐龙的腿肚割开,顿时便排出大半桶脓血,腥臭难闻。脓一排完,徐龙如释重负,立即高兴起来。这时,李时珍让徐龙外用雷丸、轻粉、贝母碾成的粉末敷疮口;内服当归龙荟丸,不数日那两只"小眼睛"便开始流泪了。

眼见徐龙的人面疮一天一天地好了起来,这日李时珍去徐家复诊,徐阶便问起这病的起因来。李时珍说:"公子这病并非直接踢人摔伤而致,而是发自肝、胆二经,由于他肝胆火旺,相火内炽,子、丑为肝胆主时,这才应时而痛甚,肝胆之火既旺,必然上损肺金,中侮脾胃,下劫肾阴。公子起病时是将一股怒火运至右脚,加上用力过猛,于是邪火热毒聚于足三阳之经,凝于膝盖,才生出这种毒疮。由于这病根在肝胆,如不收敛这蛮悍性情,则还有复发之忧,那时

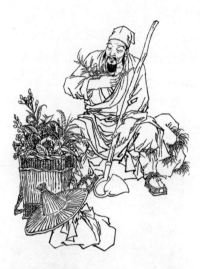

李时珍采药图

只怕神仙也难救治了。只有改恶从善,谦恭待人,才可免日后复发之忧。

这时的徐龙也着实被这次人面疮害得够苦了,如果再要复发怎能不叫他害怕?为了保住这条性命,他怎敢不听李时珍的嘱咐?从此以后,徐龙再也不敢作恶,真的改恶从善了。

关于人面疮,古籍医书多有记载,如陈功实《外科正宗》曰:"人面疮,疮像全似人面,眼鼻俱全,多生膝上,亦有臂上患者。据古书云:积冤所致,先须清心忏悔,改过自新,内服流气饮,外用贝母为末,乃聚眉闭口,次用生肌收口,兼服调气药。"清·顾颖《外科大全》亦载:"岐天师曰:人生人面疮,有口鼻双眼之全,与之肉且能食,岂非怪病乎?世人有以贝母末敷之,而即愁眉闭目。"

5. 陈士铎治疗人面疮

陈士铎说,很多的人面疮生于膝盖上或者是手肘上,跟人的脸面一模一样,重的就有嘴巴、鼻子、眼睛,多数跟阴物有关,虽然有口鼻,一般情况下是不会说话的。但也有会动的,愁眉苦脸一样,嘴巴还会吃肉吃饭。

人面疮分为两种,一种是活的,一种是死的。活的就是能吃饭能说话,死的就不会动也不会吃。其实两种都是阴物,往往跟冤孽有关,患者如果反省自己的过错治疗起来就容易了。

可用中药方:雷丸1钱,轻粉1钱,白茯苓1钱,研为粉末,敷上人面疮就可以消掉。因为雷丸最能去毒杀邪,轻粉可以深入骨髓,茯苓利水去湿!

6. 朱丹溪治疗疮

朱丹溪对穷人不惜花力气,赔药物,而对强豪劣绅则不轻易给他们开方用药。

义乌赤岸镇上有个汪财主,性情刁恶。他生了个"对口",疮生在后颈,因疮口对着脸部的嘴,故俗称"对口"。请了许多医生都不见效果,他知道朱丹溪的脾气,就扮作一个叫花子,躺在朱丹溪经常走过的路上。

一天,朱丹溪见一个"叫花子"在路上痛苦地呻吟,走近一看,见他颈后的"对口"患处已经发青,充满瘀血,很为同情。心想:用针挑呢,只怕瘀血一时难以排尽,施药也不会见效。左思右想,灵机一动,在水田里抓起三条蚂蟥,放到疮口上。只见那三条蚂蟥蜷曲了一下,便叮住疮口拼命地吮吸起来。眼见三条蚂蟥的身子越来越粗,患者的瘀血越来越少了。这时,朱丹溪半开玩笑地说:"你呀! 好在是个穷叫花子。如果你是个财主,为富不仁,

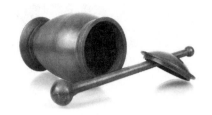

研钵

那么医好这个'对口',少说也得稻谷五十石,说不定还得拖上两三个月才能收口呢。现在好点儿了吗? "患者愉快地说:"好了! "

七天之后,汪财主的"对口"好了,叫人挑来五十石谷子酬谢朱丹溪。朱丹溪这才恍然大悟,原来是受了汪财主的骗了! 不过,他还是心安理得地说:"我朱丹溪能叫财主装叫花子,也不错呀! 许多穷乡邻正需要接济,这五十石谷子当然照收不误! "

七、中医治疗五官科疾病传奇

(一) 华佗妙用鸬鹚口涎治喉疾

有一次,华佗被王爷请去,为其三岁的小公子治病。小公子经诸医诊治无效,汤药难下咽。但查脉搏正常,脸色无异。这是何种疑难病呢? 华佗百思不得其解。

华佗命王爷的侍从将食物送入小公子嘴里,只见小公子勉强动嘴,却咽不下,吐不出,顿见脸部胀得通红,甚为痛苦。

经反复观察,华佗确定小公子喉内一定有异物。经过仔细询问,方知侍从带小公子在荷塘边游玩时,小公子忽然吞进了一颗荷叶上的螺蛳,并卡在喉里了。

华佗弄清病因后,考虑诸医汤药未效,突然灵机一动,想出一个绝招,即叫王爷吩咐侍从速去设法购回100只鸬鹚来,华佗把鸬鹚口涎徐徐灌进小公子口里。第二天早晨,侍从急告华佗,称小公子能咽进食物了。

王爷设宴感谢华佗搭救儿子之恩。席间,王爷问华佗,此秘方从何而得? 华佗说,我在江边采药时,发现鸬鹚专门觅田螺为食,心想鸬鹚定能化解田螺,而小公子是被田螺所梗,用此药之术,定能取得神效。王爷听罢,不断感叹:神医果真是名不虚传!

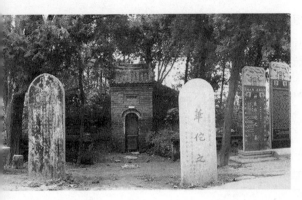

华佗墓

(二) 徐文伯生姜治喉疮

徐文伯自幼师从其父,医术甚精,被宋明帝称为当时"天下第一名医"。宋明帝登基第六年时(公元470年),慢慢地喉中长起了疮,疼痛不已,脓血不止,后来连水都咽不下去了。朝臣经过商议,决定请徐文伯来医治。徐文伯望、闻、问、切后,告诉宋明帝:"您每天吃三次生姜,每次吃五两(16两为1斤)。"

内臣忙用清水洗净生姜用刀切成小片,让宋明帝强咽生姜,生姜又辣又硬,搞得宋明帝嗓子眼儿钻心地痛,泪流不止。宋明帝说:"文伯啊!你是想置朕于死地呀?还是成心想看朕的笑话?"徐文伯说:"冤枉至极,臣怎敢和皇上开玩笑?"吃完二斤生姜后,宋明帝喉中脓血越来越少,当三斤吃完后,喉疾竟然全好了,吃什么东西都无碍。

之后宋明帝问徐文伯生姜为什么有这般神奇功效,徐文伯解释道:"皇上平时十分喜爱进食竹鸡(一种鸟,生活在江南丛林之中),而竹鸡最喜欢吃半夏,生半夏有毒,这竹鸡身上已有了半夏之毒,陛下吃下去,那半夏之毒必然留在食道、咽喉,服生姜正好解了半夏之毒。"宋明帝听后甚喜,便将祖传的鸳鸯剑赐予徐文伯。

(三) 徐之才妙解智齿

徐之才不但医术出名,而且口才也非常好,在帝王面前非常知道讨好。

北齐武成帝长了颗"牙",就是所谓的智齿,身边的御医认为长智齿是个平常的事情,于是尚药典御邓宣文就以实相告,结果武成帝非常生气,命人把邓宣文打了一顿。

然后又叫来徐之才,让他

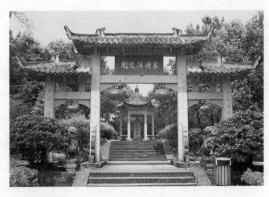

朱丹溪陵园

说怎么回事,机灵的徐之才赶紧上前拜贺说:"恭喜皇上,皇上长的是智齿呀,长智齿的人都会聪明长寿!"。

结果武成帝龙心大悦,立刻给了徐之才很多赏赐。

八、中医治疗下焦疾病传奇

(一)中医治疗便秘传奇

1. 张仲景治便秘

为了使更多的患者能从巫术迷信中解脱出来,早日康复,张仲景刻苦探索,创立了许多新的治疗方法。

一次,有个患者大便干结,排不出,吃不下饭,很虚弱。张仲景仔细做了检查,确认是高热引起的一种便秘症。当时碰到便秘,一般是让患者服用泻药。但是这个患者身体很虚弱,如果服泻药,他会经受不住。但不用泻药,大便不通,热邪无法排出,怎么办呢?

张仲景经过慎重考虑,决定做一种新的尝试:他取来一些蜂蜜并将它煎干,捏成细细的长条,制成"药锭",慢慢地塞进患者的肛门。"药锭"进入肠道后,很快融化,干结的大便被融开润滑,一会儿就排了下来。大便畅通,热邪排出体外,患者的病情立刻有了好转。

这就是我国医学史上最早使用的肛门栓剂通便法。这种方法和原理至今还被临床采用,并拓展到其他一些疾病的治疗。

2. 董奉广州治便秘

广州刺史兼定南大将军身染沉疴,久治不愈,获悉交趾有位神医董奉能治疑难杂症,便派自己的副官快马赶到交趾找太守士燮帮忙,请董奉至广州为自己治病。

士燮与广州刺史本是世交,交情不错,逢年过节都有礼尚往来,只是黄巾之乱以后,皆未上过朝,已多年未谋面了。今天突然接到其副官送来的私函甚是高兴,即招呼副官入座奉茶。拆信一看,是年兄病重,欲延请神

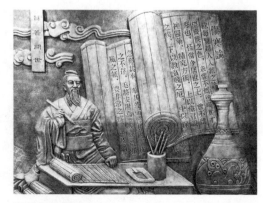

张仲景巨著问世

医去广州治病。自是不能怠慢,急忙差遣衙役去请董奉,称太守有要事相商。

董奉随衙役入府,士燮如见故友,立即吩咐设宴摆酒。董奉一头雾水,不知太守又有何要事找他,莫非自己身份泄露,士燮有意庇护,找他来商议回避之策?士燮见董奉疑云满布,就将请他来府的原委说了个明明白白。董奉听后,说道:"既是大人挚友,又是朝廷重臣患病,草民自当遵命前往。"

董奉来到广州刺史府内,见到刺史大人果然是一副痛苦不堪的模样。刺史与董奉虽从未谋面,却像是见到久别的亲人,格外热情。董奉救人心切,不等奉茶落座,就对刺史大人进行望、闻、问、切。一方诊断之后,董奉舒了口气说:"大人请放心!您这病是小疾惹出的大麻烦,不碍事。只需四剂药就能痊愈。"刺史大人一听就说:"这么神!我患此病三月有余,替我诊治的大夫不下十几位,都是无效而退。今天你倒是给我说个明白,也好让我长长见识。"

董奉不紧不慢地说:"大人贵体本无大碍,只是因为大人可能是北方人,而南方的气候湿热,不太适应,加上宾客往来,应酬繁多,时间一长就患上了便秘,大小二便皆不通畅,十分难受,茶饭不思,夜不能寐。不知在下说得可对?""正是!正是!通过看病,连我是哪儿人都看出来了,真是神医。"刺史大人无比感慨地说。

董奉接着说:"这病在《黄帝内经》中多有论述,分为虚秘、气秘、热秘、湿秘等八种类型,归纳起来无外乎是阳结与阴结两类。但在诊断时分类过于复杂,难免造成识别的错误。就如同大人您断案一样,相当复杂,一定要弄个水落石出:用药如同您打仗用兵,有的时候,奇兵轻取,有的时候,一夫当关,万夫莫开。大人以为然否?""正是!正是!"不知怎的,平日盛气凌人、满腹经纶、能言善辩的刺史大人今天仿佛只会说"正是"两个字了。

"大人患的是阳结,属于热结之症。用生大黄泡醋,一天喝两次,一次喝一盅。同时,再吃这药,吃完四服,病就能痊愈了。"刺史的幕僚接过药方,即到药店购药煎药。当天下午,喝了醋黄、汤药,到了傍晚时分腹痛下泄,大小二便皆通了。

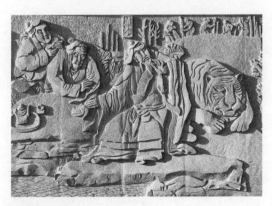

董奉虎守杏林

第二天,汤药照服,折磨了几个月的病慢慢好了起来。其实阳结也好,阴结也好,就是现在所称的便秘。这可不是小毛病,二便不畅百病生。下不通,上就不能食,肠道中宿便的毒素就会被人体吸收。引起便秘的原因非常复杂,很难对症下药。光用泻法不一定能解决问题,泻热通便解毒,还要配合理气活血化瘀。至于这汤药是怎样配伍的,我们尚不得而知,因为董奉并未留下医案医著于世。

3. 陈念祖治便秘

话说陈念祖那年九月辞官回乡讲学,遇上一位姓林的儒官患了便秘。这林儒官还略通医理,开始是小便不通,就自己开方到药铺先后买回了五苓散、八正散、益元散煎服,却都不见效,后被迫去找一位医生诊病。

那位医生给他切了脉,切得双手的尺脉全无,就认为他是下元虚冷,给他开了服3天的八味丸,每天服一次。可是林儒官服了3天之后,连大便也闭塞了,而且口渴咽干,心里十分烦躁,无法入睡。他就改为买脾约丸、润肠丸吃,吃了之后,小便每天可以排数十次,每次却只能排出一点点,而大便已经连续闭结了10天,使他腹胀得难受极了。

一位邻人说,赶快服大承气汤,可以将大便催出来。可是照方煎服之后,也只拉出一点点大便,之后又便秘了,而且肚脐周围胀痛也加剧了。此时,又有人要他买舟车丸、遇仙丹来吃,每天空腹吃一次。他吃了之后,有了要拉大便的感觉,可每天到厕所里蹲上三五次,也拉不出多少,拉出来的一点点大便还是白里带红。林儒官仍然腹部胀痛,日夜呻吟,每天只能喝一点点米汤和一小杯清茶,根本不敢吃饭。就这样过了半个月,到了九月底,他才请人找到陈念祖前来诊治。

陈念祖给他切了脉,脉象是双手的寸脉沉伏有力,关脉洪缓无力,尺脉摸不到。陈念祖说:“林儒官,您尺脉摸不到,就是没有尺脉,医书上讲关尺无,病在膈上。您这是思虑劳神过度,身体上部气秘而

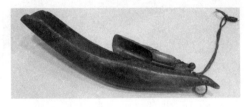

宋代药具

造成的病,我先给您下一剂以越鞠汤为主的药试试看。”林儒官已经半个月没有好好地解一次大小便了,说话声大一点也会引得腹部很痛,便小声说:“请您下药吧。”

陈念祖给他开的药方是:醋炒香附1钱,苏梗6分,连翘6分,苍术8分,神曲1钱,炙甘草3分,桔梗4分,黄芩8分,枳壳5个。服药后过了一个时辰,林儒官大叫要解大便了,赶快叫人扶他上了厕所。他刚一蹲下,大小便一下子就涌出来了,拉出来的是半个月来沉积的秽物,拉得他浑身稠汗。拉完之后,

他觉得全身非常轻松。陈念祖叫家人给熬了一碗姜汤喝下之后,他就舒舒服服地睡着了。陈念祖见治疗目的已经基本达到,便对林家的人说,林儒官如果晚上醒来,只可给他喝一点儿稀饭,不要让他吃干饭和硬食。说罢便告辞,许以明日复诊。

第二天,陈念祖再到林儒官家时,林儒官已经睡醒了,并起床坐到了客厅里,满脸笑容。他高兴地说道,昨天半夜醒来时,觉得肚子很饿,吃了家人准备的稀饭之后,舒坦了许多,又一觉睡到大天亮。他说:"要不是陈医生您医术高明,我可能会被大小便憋死。"陈念祖则说:"还是您身体素质好,憋了半个月还能治愈,真是万幸,让我给您再切一下脉吧。"结果,患者的脉象已经无恙,便给他开了一些调理气血的药。几天之后,林儒官痊愈了。

又过了许多天,林儒官再将陈念祖接到家,为表谢意,特置酒席款待。席间,林儒官问道:"陈医生,我这个病起初吃了那么多药都没什么疗效,而您给我开的药只喝下两碗就疏通了肠道。请问,您下的药为何如此神效?"

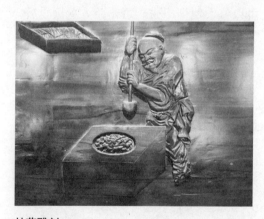

炒药雕刻

陈念祖说:"我知道儒官大人颇通医理,既然愿知其故,我就告诉您吧。我第一次替您诊脉时就说过,您的病在膈上,即身体的上部,而您先前吃的药却都在下部猛攻。您家人介绍您的病情时,说过您服了舟车丸后,解的一点大便是百里带红。要知道那不是粪便,而是肠道受损之后的排泄物,那可不好啊,攻得太猛,只能有损而无益呀。打个比喻,一个两头空空的小竹筒放进水中,将上面一头用塞子塞紧,空头朝下,拿出水面,里面的水是不会倒出来的,只有将另一头的塞子拉开,竹筒里的水便会一下子流到地上。您此次患的病也是这个道理,身体上部的气滞问题不解决,又怎么能排得出大小便呢?"说到这里,林儒官惊讶地睁大了双眼,连连向陈念祖敬酒。

陈念祖说:"我还没说完呢,您愿意继续听吗?""愿意,愿意,请讲。"陈念祖便接着说:"如果不治上部而专治下部,攻得越急,则元气越下陷,大小便就更加不通。我给您开的药方中,用香附之辛使滞气走动,苏梗通表里之窍,连翘散六经之郁火,苍术、神曲健脾导气散结,炙甘草和中,少量桔梗引黄芩、枳壳荡涤大肠之积;栀子去三焦之火而利小肠;川芎畅达肝木,使上窍一通,则下窍随开,里气一顺,整个气机就畅通了,全身一出汗,大小便松动,就要立即往外泄了,这就叫一通百通啊! 由此看来,您的病,便闭是病之标,气秘才是病之本。您先前吃的那些药,都是只治标不治本的,所以没有什么疗效;我为您开的药方,则是从治本着手的,所以很快就取效了。"

林儒官一直瞪大双眼望着陈念祖说完后,兴奋极了:"哦,我明白了,陈医生真是高手,佩服,佩服! 您不仅治好了我的病,还让我增长了见识。"说罢一再向陈念祖表示感谢。

陈念祖通过脉象诊断出患者二便不通的病根不在肠道而在膈上,于是开出行气解郁的越鞠汤疏通上窍,使上窍通而下窍随开,里气顺则气机随之亦畅,其病自然应手而愈。

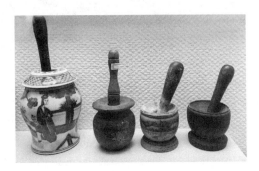

研钵

(二) 中医治疗泌尿系统疾病传奇

1. 孙思邈导尿术治尿潴留病

孙思邈是世界上导尿术的发明者。

有一个患者得了尿潴留病,撒不出尿来。孙思邈看到患者憋得难受的样子,他想:"吃药来不及了。如果想办法用根管子插进尿道,尿或许会流出来。"这时,他看见邻居的孩子拿一根葱管在吹着玩儿,葱管尖尖的,又细又软,孙思邈决定用葱管来试一试。于是他挑选出一根适宜的葱管,在火上轻轻烧了烧,切去尖的一头,然后小心翼翼地插进患者的尿道里,再用力一吹,不一会儿尿果然顺着葱管流了出来。患者的小肚子慢慢瘪了下去,病也就好了。

2. 李东垣阴中求阳治小便不利

李东垣的可贵之处,在于他能联系实际研读经典著作,常能提出一些与其他医生不同的治法,挽救行将垂绝的患者。

一次,汴京酒官王善浦患小便不利,症见眼珠凸出,腹胀如鼓,膝以上坚硬欲裂,饮食几废,生命危在旦夕。请来的医生,都给他服甘淡渗泄的利尿药物,都不见效果。

眼看病情越来越重,病家慕名请李东垣诊治,李东垣仔细检查后说:"这个病太复杂,按常法不能奏效,须得精思熟虑,让我回家想想吧。"病家见他说得在理,也就同意了。

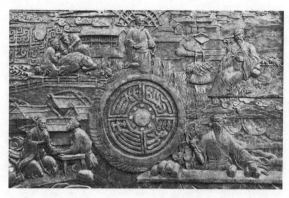

中医名医

东垣回家后,联系患者的症状,默诵《内经》,苦苦冥思,未得其解。夜已很深,他干脆和衣而卧。半夜,他忽然掀被跃起,连声说道:"有办法了!"

《素问·灵兰秘典论》说:"膀胱者,州都之官,津液藏焉,气化则能出矣。"东垣想,患者小便出不来,是气化不利的缘故。前面的医生用淡渗的阳药本能促气化,为什么不奏效呢?王冰在注释《内经》时说:"无阳者,阴无以生;无阴者,阳无以化。"气化过程靠阴精和阳气共同作用完成,甘淡渗泄药虽能化阳,但患者病久伤阴,有阳无阴,所以气化仍不能正常进行。

第二天一早,他满怀信心地来到患者家,开出"群阴之剂",阴中求阳,以阴化阳,患者服后,疾病果然痊愈了。

3. 朱丹溪先补后泻治尿疾

朱丹溪53岁那年,金华叶仪患痢疾,病很重。叶仪曾与朱丹溪同学于白云许公,共修程朱理学。明太祖下金华,召叶仪为五经师,叶仪以年老多疾坚辞,隐居婺城,与丹溪情意相投。

原来叶仪身患滞下,久治不愈,以致腹痛难忍,饮食点滴不入,痢下无度,困倦乏力,不能起床,只得在床上开一个孔,就在孔中解便,他的身体日渐消瘦,生命危在旦夕。

此时,朱丹溪正在金华城中。丹溪即为叶仪切脉看苔,丹溪安慰说:"贤弟之疾,并非不治之症,只要坚持服用我所开之药,不久可望痊愈。"

自此,丹溪日日为他开人参、白术等补脾胃之药。如此数日,可叶仪之疾并不见好转,反而日见加重。叶仪仍对丹溪深信不疑。叶家亲朋见此议论纷纷,丹溪佯装不知。

转眼叶仪已服用丹溪所开之药十日,但疾病愈治愈重。叶仪暗忖:丹溪乃当今首屈一指的名医,由其诊治,仍难治愈,今生恐已无望。于是将儿子叫至床头,安排后事。家人闻之,哭声不绝。四邻听到哭声,皆认为叶仪已不在人世,一时议论哗然。丹溪闻之,仅付之一笑,也不争辩。

次日清早,丹溪来到叶家,为叶仪细察脉象,而后开了一剂小承气汤。方

中乃是大黄、厚朴、枳实,攻下逐邪之
药。丹溪亲自煎药,待叶仪喝下汤药,
仍留下不走。

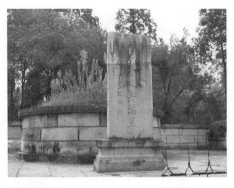

朱丹溪墓

　　叶仪服下汤药,不久便觉肚中咕
咕作响,随后拉出一大堆污物来。泻
毕,但觉浑身轻松,腹痛顿减,竟沉沉
睡去。次日已能进食粥饭,精神大为
好转。

　　如此调养不多日,叶仪竟身离床
榻,走坐说笑,一同常人。

　　为叶仪诊治过的乡医们个个惊异不已,前来探虚实,问究竟。丹溪解释道:
"患者外形虽较丰实,可面色萎黄苍白,诊其气口脉虚,饮食不入,可知其胃气
已伤,此时若贸然用攻积逐下的治痢之剂,必有后患。故先投补益胃气之品以
固其本,虽病情似乎加重,人体正气却在恢复之中。待其胃气已充,则可用承
气汤攻逐结邪。这就是先补后攻之法。"众人闻说,无不叹服。

4. 吴鞠通急下养阴治尿血

　　癸丑年(1793)七月初九,有位姓刘的先生请诊,这位刘老先生 60 岁了,一
向好喝两壶,这在中医里叫做"酒客",患上瘟疫以后,这些医生以为是伤寒,就
给这个刘老先生解表药发了发汗,结果导致"津液消亡",病不但没有好,反而
更重了。

　　吴鞠通来到刘先生的家一看,果然是够重的,只见患者开始尿血了,一尿
就是半盆,一问,患者都已经尿血尿了三四天了。

　　再看他的脸色,脸上的颜色"大赤"。再看舌头,只见舌苔老黄,中间是黑
色的,舌苔如果是焦黄的颜色,还很干燥,那就是体内有热的标志,嘴唇也干裂
了。吴鞠通都纳闷,怎么热成这个样子,难道热邪就没有泻出的道路?

　　再一问,果然没有,原来患者已经 7 天没有大便了(其实也有出路,都从尿
里走了,尿血就是)。

　　通过这一番检查,吴鞠通基本上就可以断定了这个患者的瘟疫的性质,首
先吴鞠通是不知道这个病邪到底是什么,因为那时还没有显微镜,他只能判断
这个病邪在人体的内部引起了什么。通过看脸色,查舌苔,瞧嘴唇,吴鞠通上
来首先判断这个邪气在人体内引起了热证,然后他又马上判断,这个热证导致
刘先生体内的津液快要消耗干了。

　　那么,为什么这位刘先生体内的热会散不出去呢? 原来是由于 7 天没有

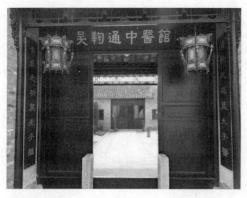

吴鞠通中医馆

大便,导致气机完全阻塞了,这个时候,需要对证处理,马上通便,中医有个术语,叫"急下存阴",通便以后,气机通畅了,热邪就会出去,津液也就可以不被消耗干了。

临床上常见老人就是因为大便没处理好,最后中风了,一问家人,都是七八天没大便了,撬开嘴,舌苔都是黄黑的。

吴鞠通此时知道必须立刻使刘先生的大便泻下来,于是就开了大承气汤,其中减少了枳实、朴硝的分量,增加了牡丹皮(这是泻肝经郁火的)和犀角(这是泻心经之火的)。

开完了方子,吴鞠通就回家了,等到第二天再诊时,就问昨天大便泻了吗?

患者家属回答:"泻了,现在尿血已经止住了。"

吴鞠通让患者张开嘴,再看舌头,还真不错,舌头上的津液开始多了起来,这说明体内的津液已经开始保存住了。

于是又根据现在的情况,停止了使用泻下的药物,张仲景的原方就是让患者一旦泻了,就停止继续服用剩下的药物,叫"得下,余勿服",即是气机一旦通了,就不要再泻得伤了正气,《伤寒论》这本书为患者考虑得精细到如此地步。

吴鞠通就开了新的方子,是:焦白芍四钱,犀角四钱,麦冬四钱,牡丹皮五钱,银花五钱,细生地五钱,生甘草两钱,天门冬两钱。

这个方子里面清热的、滋阴的都有了,金银花是解毒透热的,生地、天门冬是滋阴的,过去生地还有细生地和大生地之分,开出的方子用途是有差别的,此处让人奇怪的是白芍,怎么出来个焦白芍呢?

原来,过去医生认为白芍生用平肝,炒用敛肝,而如果有血证,那么最好用炒焦的,有收敛阴气的作用,现在已经不大讲究这个了,一开方子就是"白芍",各地药店的理解就不同了,成都的药店见白芍给

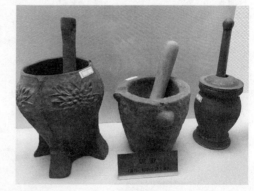

铜舂

生的,南京的药店见白芍全部给炒的,但是还是有讲究的医生,该生的开生的,该炒的开"炒白芍"。

因为吴鞠通考虑到患者曾经尿血,因此用了焦白芍,以防止复发。

这个方子连续服用了 7 天,期间稍有加减,到了 7 月 17 日的时候,这个患者的情况就很乐观了,已经能够喝粥了,吴鞠通来诊断后,认为邪气已经去掉了七八分,此时已经是以阴虚为主要矛盾了(阴虚甚于余邪),于是就开了新的方子。方用:复脉汤去掉人参、桂枝、姜、枣等温热药(复脉汤,又名炙甘草汤,是《伤寒论》中的方子,用来治疗气阴两虚引起的心动悸、脉结代等证),开两副。

这个复脉汤可是《伤寒论》中的一个名方,"心动悸,脉结代"用炙甘草汤。

吴鞠通在 19 日和 21 日,又分别在复脉汤的基础上加上了生龟板、生鳖甲、生牡蛎三味药,这个方子就是吴鞠通根据复脉汤创立的新方子:三甲复脉汤,专门用来治疗热病以后阴液损伤的,此方亦留于青史,现在仍在应用。

其实,到这个时候,这个患者已经没有大碍了,现在只是调理而已,本着食疗的原则,吴鞠通在后面的方子里又加上了海参两条,鲍鱼片五钱,最后这个患者就好了。

(三) 中医治腹泻传奇

李中梓以泻治泻

李中梓博览广涉,兼收并蓄,不拘一家之见,汲取各家之长,并且是卓有成效,成为了我国明末清初的一位著名医学家。他一生行医治病留下了无数的传奇故事:

一天,李中梓的家里来了几个人,为首的这位来到李中梓的面前,大声问道:"哎,你就是大名鼎鼎的李大夫吗?"

"不敢! 李中梓。"

李中梓话音未落就听见"咣啷!"他往桌子上扔了一百两银子,大声说道:"好! 都说你的名气大,本领高,治病有绝活,今天我来试试,看见了吗? 这是一百两银子,治好了我的病归你所有,要是治不好,哼! 我就要摘下你的招牌,砸了你的医馆。"

"哎呀!"李中梓心想:今儿碰

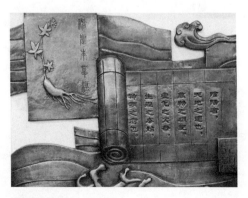

神农本草经

上一无赖。

再看来人，铁青的脸色，锃亮的光头，穿一身青布裤褂儿，脚下蹬一双洒鞋（一种布鞋）。他弯着腰，两只手抱着肚子，来回来去直走绺，他心里烦躁不安，两只眼睛往上直翻楞。在他身边站着七八个保镖，看样子有点来头。

李中梓冷笑一声，说道："先生，请你把银子收好，这点儿小病何需花费如此多的银两。"

"小病？嘿！你的口气可不小呀，进得门来你一不号脉二不问病，你知道我是什么毛病呀？"

"一看你这个模样就知道你是拉稀不止。来，我现在就给你诊脉。"

说着，李中梓就把手搭在了他寸、关、尺三部脉上了："嗯，脉见沉数。"

李中梓心里有底了，他这是腹中必有结粪呐。别看他拉稀不止，还有污浊之物没拉下来呢。

于是，李中梓提起笔来，给他开了一张处方，上面写着：大黄、厚朴、枳实三味草药，并且重用了大黄。

他开的这个方子叫做"小承气汤"，这是一个专门用于清热下结的方子。来人虽不懂医学可他也知道大黄是干什么用的，他接过药方仔细一看，不由得心里"咯噔"一下："我说，你是嫌这一百两银子少呀？还是打算要我的命？"

"先生此话怎讲？"

"还此话怎讲？明摆着的事呀，我都拉成这模样了，你还敢给我用大黄往下泻，真乃是图财害命！来呀！把他的招牌给我砸喽！"

话音未落，"呼啦啦"几个保镖可就上来了。

李中梓冷笑了一声："哼！先生倘若不信可以不吃，但只此一服，定会药到病除。"

说完，李中梓一甩手走了！

这位赶紧上前："哎，慢着……慢着！你急什么呀，我也就是说说而已。好！既然是你有这么大的把握，那我也豁出去了，今天，我们哥几个就不走了，就在你这吃药，我倒要看看效果如何。真要是像你所说药到病除，我们给你磕头谢罪，我认你做干爹都行，如有半点差池，嘿……嘿……你小命难保呀。"整个一个滚刀肉。

功夫不大，药端上来了，他看着这碗药虽然是有些嘀咕，可还是一扬脑袋都喝了下

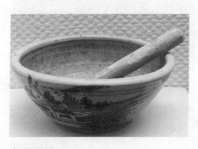

青花碾钵

去,他这叫恨病吃药。

不到一个时辰,他肚子里有反应了,咕噜咕噜直叫,不但是一点儿没有好转的意思反而腹坠难忍,更厉害了,这是还要拉呀。

这下他沉不住气了,大声嚷道:"嘿! 你刚才还说药到病除,可我这——哎哟,不行,我拉完了再找你算账。"

一袋烟的功夫他回来了,这回李中梓不等他开言便上前问道:"先生! 现在感觉如何呀?"

"哎! 真是惭愧呀! 这回拉完我可舒服多了。"

"好! 先生只要再拉一次,便可痊愈。"

此时这人对李中梓已经是十分地佩服了,他上前一步问道:"先生,为治此病,我花了将近一千两银子,他们用了大量的止泻药物,都没有止住我的腹泻。按理说,患者腹泻,医生止泻,这乃理所当然,即便无效,我也没话可说。可是,您用这种方法治疗泄泻道理何在呀?"

"哦! 莫非先生对医学也感兴趣?"

"哪里! 哪里! 我只是不解其中奥妙,还望先生不吝赐教!"

李中梓说道:"我所用的方法在中医学里叫做'反治法'。这在中医典籍《黄帝内经》中就早已提到了这一理论,叫做'通因通用,塞因塞用'。您花一千两银子,也吃了不少止泻药物,都未见好转,不足为奇,因为没有对症。我敢断言,假如是继续治疗下去,定会酿成严重的后果。因为在此时止泻,你腹内的积秽未除,不但治不了病你还会感到更加腹胀。"

"不错! 先生所言极是,我正是这种感觉。"

"再说腹胀,通常腹胀都是因为饮食过多而起,采用消食导滞,这是常法。但是,如果腹胀是由于中气下陷所致,不是吃多了,而是因为中气不足,没有力气把体内的垃圾给推动下来,连咬牙带攥拳头都没用。这种情况就不能用消导药物啦,而要用补气提升之法,不但不能打,还要往上提,提什么? 不是把垃圾提上来,而是要提气,攒足了力气往下一推,把垃圾给推下来,这就叫'塞因塞用'。至于先生您的腹泻,正是因为我采用

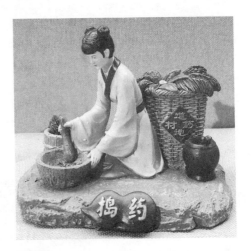

捣药图

了'通因通用'之法,虽然拉稀,不但不能止,还要重用大黄,加大力度,彻底荡涤污秽,才能够药到病除。"

您瞧,不是所有的拉稀几片黄连素都能解决问题,也不是大便不通都得往下泻,要辨证施治,这是科学。

(四) 中医治疗其他下焦疾病传奇

1. 孙思邈以嚏治脱肛

唐朝贞观年间,河南府某少尹受钦命出使东女国。这少尹平素身体健壮,但近一年来患了脱肛病,不但便时脱垂,就是咳嗽一声也会脱出,不时伴有梦遗滑精、头昏眼花等症。遍请名医医治无效,实实把个强悍之躯拖成了憔悴羸弱之体。恰在此时,皇上对少尹委以重任,少尹虽有难言苦衷也只得遵旨。

凑巧,孙思邈途经此地,少尹闻讯,急令相请。孙思邈坐定按其脉沉无力,察舌胖嫩,苔少而润,再顾少尹周围,美貌妾侍不下十人,已知是房劳过度耗伤肾阳所致,便起身告辞。这下慌得少尹连忙拽住衣袖,苦苦哀求。孙思邈见火候已到,便说"大人若有诚意,不知可否屈尊遵守医命?"少尹连连应允。

孙思貌遂令其千日内独居,不近女色。少尹羞涩答应。孙思邈这才从怀中掏出一小瓶,嘱早晚各取瓶内粉末少许揉鼻内,以喷嚏数十为度。少尹一试,顿时喷嚏大作,泪涕俱下。孙思邈微笑道"欲速则不达。每次只需少许药粉揉入即可"。随后又让人取来少尹用过的药方,见多是补气升提之品,就顺手抽出一方,在上面添了些补肾壮阳药,嘱其肛收即停服。少尹依嘱而行,身体康复如初。

后来少尹专程赴京谢恩并请教。孙思邈笑道:"大人纵欲太过,致使肾阳虚衰。肾阳虚不能助脾阳,则中气弱,气不举而下陷,不能禁固则脱肛。所送之药不过是一瓶通关散,能令人嚏,嚏则引气上行。加之大人千日不近女色,清心寡欲,更佐以补肾益气之品,如此三管齐下,再顽之症亦岂有不愈之理? "

现代医学认为,打喷嚏能使横膈上升,带动内脏上提,久之对因中气下陷而致使内脏下垂的脱肛、子宫脱垂等病有一定的疗效。

2. 淳于意用火剂汤治涌疝

齐国有个名叫循的郎中令生病,许多医生都认为是逆气从下厥起,向上逆行入腹胸之中,而用针刺法为他治疗。淳于意诊视后,说:"这是涌疝,这种病使人不能大小便。"循回答说:"已经三天不能大小便了。"淳于意用火剂汤给他服用,服一剂就能大小便,服第二剂后大小便非常通畅,服完第三剂就痊愈了。

他的病是因房事造成的。淳于意所以能知道他患的病，因切脉时，他右手寸口的脉象急迫，脉象反映不出五脏患有病症，右手寸口脉象壮盛而快，脉快是中焦、下焦热邪涌动。他的左手脉快是热邪往下流，右手脉快是热邪上涌，

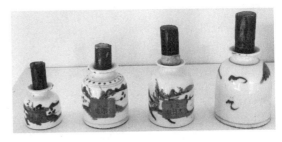

药瓶

都没有五脏病气的反应，所以说是"涌疝"。中焦积热，所以尿是赤红色的。

3. 妙用干姜治尿血

张景岳认为，干姜可治血证。与赭石同用，可治因寒而胃气不降之吐血、衄血；与白术同用，可治脾寒不能统血之二便下血。

张景岳邻居高某，40余岁，小便出血，久不能愈。张景岳诊其脉微细而迟，体弱而畏寒，饮食减少。知其是脾胃虚寒，中气下陷，脾不统血所致的尿血。因悟黄坤载所谓"血之亡于便溺者，太阴不升"之句，遂用干姜为主药配方：干姜、于术各四钱(12克)，生山药、熟地各六钱(18克)，乌附子、炙甘草各三钱(9克)。煎服一剂，血见少，连服十余剂而痊愈。

九、中医治寒热病传奇

(一) 中医治热证传奇

1. 李东垣辨证治疗实热证

当时中书粘合公，这一年犯了病，精滑不固。滑精，膝脚酸软，医生坚持认为是肾虚，应当补肾，用药3个多月病情都没有缓减。粘合公觉得不对，不能再吃这医生开的药，就去找李东垣。

李东垣一诊脉，沉数有力，按下去跳得有力，便明白这症状不严重。患者这不是肾虚，是真热假寒。用的方子是滋肾丸：酒制知母，酒制黄柏，再加点肉桂。前两者是清热，肉桂是反佐，不要寒得伤了正气。方子清湿热的效果好，服了两剂，他的病就好了。

粘合公携厚礼来找李东垣，要李东垣再给自己开点儿药，李东垣却说不能再给开药了。因为大寒大热的药，都不宜长期服用，只能短时间服用。利用这些大寒、大热、大补的药来治病，病好了，就不要轻易再用药了，否则就会伤身

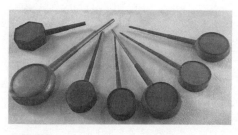

喷药器具

体,反而吃出病来。

这个故事告诉我们,一是慎用补药,很多人认为男科病是由于肾虚,补肾是唯一出路,实际上未必是肾虚,许多人有湿热。体内有热,补肾只能是越补越重;二是谨慎服药,许多人认为中药好,可以常用,其实不然。人在有病时身体失调,中药只要用得恰当,身体功能平衡了,身体恢复了,就不再继续用。人不能靠服药来生活,只有合理的饮食和适当的锻炼,才是健康的关键,药只能偶尔用来调节人体功能失衡。

2. 李中梓妙治热病

有个叫鲁藩的人,得了一种怪病,在盛暑的大热天,虽将门窗紧闭,床上悬挂帐帷,身上又盖上三条貂皮被,还不断地喊冷。李中梓观察病情后,诊断为"伏热病"。

古人用"冷水灌顶法"治疗,中梓略为变通一下,改服石膏三斛汤。他开了三帖药,第一帖吃了,患者去掉貂皮被;第二帖吃了,患者去掉帐帷;第三帖吃了,患者叫打开门窗,只见他大汗淋漓,热气腾腾,毛病全好了。

还有个姓鞠的人,也得了一种怪病,发病时,伴有高热,在胡言乱语中,竟能说出室外所发生的事情,屡试屡验,经李中梓观察后,诊断为"离魂"病。施药后,高热消退,呓语中止,恢复了清醒状态,病症就消失了。

3. 引火汤传奇

引火归原是用温药治疗龙火上燔的一种方法,属于从治法。王冰在《内经》"甚者从之"句下注解中指出:"病之大甚者,犹龙火也,得湿而焰,遇水而燔。不知其性,以水湿折之,适足以光焰诣天,物穷方止矣。识其性者,反常其理,以火逐之,则燔灼自消,焰光扑灭"。

明清温补医家根据上述理论,将引火归原广泛用于临床,但由于离原之火理论上的不确定,造成了诸多认识上的混乱,不少医家陷于相互矛盾之中。如既称阴虚之火,又称阳虚之火;既指有根之火,又指无根之火;既包括格阳,又涵盖戴阳。

李可对引火归原治疗,喜用傅青主之引火汤,原方组成为:

熟地90g,巴戟、天冬、麦冬各30g,茯苓15~20g,五味子6g,主治阴虚乳蛾。

陈士铎《辨证奇闻·卷三·咽喉门》载:"咽喉肿痛,日轻夜重,亦成蛾如阳症,但不甚痛,自觉咽喉燥极,水咽少快,入腹又不安,吐涎如水,将涎投水中,即散化为水。人谓喉痛生蛾，用泄火药反重，亦有勺水不能下咽者。盖日轻夜重，阴蛾也，阳蛾则日重夜轻。此火因水亏，火无可藏，上冲咽喉。宜大补肾水，加补火，以引火归藏，上热自愈"。

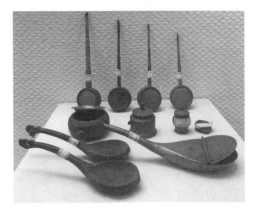

药具

4. 徐嗣伯妙治积热症

徐嗣伯素来爱好医学经典，医术高超，对患者不分贵贱都全心全意救治，多获效验，为当时所称颂。曾任正员郎、诸府佐，更为临川（今江西省）王映所看重。

当时有位将军房伯玉服五石散（主要成分是石钟乳、紫石英、白石英、石硫黄、赤石脂）十余剂，以求温补和增内热，不想事与愿违，他服了后更怕冷了，夏天也要穿棉袄。

徐嗣伯诊后说这是"伏热"，告诉他这种病要等到冬至这一天，用冷水把五石散的毒性引发出来。"冬至"这天已是冰天雪地，非常寒冷的日子，徐嗣伯带着几个大汉，拿着棍棒绳索来为房将军治病。他们把将军脱得精光，让他坐在一口古井旁边的石板上，用冰冷的井水从头浇下。一共浇了20桶，房伯玉寒冷难忍，结果"口噤气绝"，昏死过去。家人见状，苦苦哀求徐嗣伯停止"治疗"。徐嗣伯命令大汉们用棍棒阻止家人，继续浇水，又浇了一百桶，将军竟然活过来了。只见他背上冒出一个个气泡，就像水在沸腾。不一会儿就大叫"好热啊"，要求喝冷水，徐嗣伯给他喝了整整一升井水。病就好了，于是走向了另外一个极端，就是不能穿衣服了。即使寒冬腊月也只能穿一件薄薄的内衣。从此以后，房伯玉身体更加健壮，冬天只穿单衣，一家人对徐嗣伯感谢不尽。

那么，五石散到底有什么作用？为什么古人都乐于服食？因为在魏晋时期，士大夫们都是妻妾成群，声色犬马。五石散中的四味药均有壮阳起痿的作用，只有赤石脂一味固涩

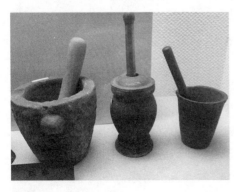

铜舂

药,以防早泄。所以唐代孙思邈在他的《备急千金要方》开篇的卷一就说:"有贪饵五石,以求房中之乐",由此也可以知道,魏晋名士们纷纷服食的"五石散"的确被当作房中药,也就是作为春药和壮阳药来使用的。五石散还有一种类似摇头丸的功用。服药后,人体忽而发冷,忽而发热,肉体的确暂时陷入一种莫名的苦痛中,然而精神却可以进入一种恍惚和忘我的境界。世俗的烦扰,内心的迷惘,都可以被忘怀,剩下的就是一种超凡脱俗的感觉。在这样的时刻,可以"天地为一朝,万期为须臾,日月为局牖,八荒为庭衢"。什么都不放在眼里,什么都不配拘束自己,只有膨胀的自我意识,任意所之。简而言之,有点类似于喝醉酒,也许在生理上和醉酒有所不同,但同样是精神麻醉,就像今天吸食冰毒一样。

有人问他:"为什么要选在冬至这一天来为房将军治病?"徐嗣伯说:"冬至以前,坤卦当令,阴气正盛,若用此法则不能鼓动阳气而引出药毒;只有等到

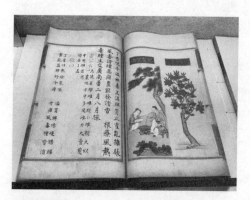

元代彩色药书

11月的冬至这天,一阳生发之时,就可以因势利导,运用井中之冷水,浇灌全身,使阴寒从外面逼迫,内服阳热之药毒外出,此乃反佐之治也。11月的当令卦为'复',上五爻均为阴卦,初爻为阳,到了冬至这天,一阳始生,人与天时相应,在这时取冷水浇身,取物极必反之理,让天时之一阳引动内伏之药毒,故而病愈。"

(二)中医治湿症传奇

1.徐大椿治暑温症

徐大椿治病时,一贯遵循辨证论治原则,并善于灵活运用,不硬套古方,所以具有很好的疗效。

在他的《洄溪医案》中曾记载了他的一个病例:

有一个患者患暑温(相当于乙型脑炎)病,病势越来越重,脉微弱得快摸不到了。患者热度很高,高烧以致神志不清说胡话,小便也不能控制。徐大椿认为是"阳越之证",如不抢救,很可能大汗死亡。于是他立即用人参、附子等补气温阳药煮汤,以童便为引,给患者灌下去,患者稍稍清醒一些,但还是不认识人。徐大椿告诉家属说:"我有事到邻县去,如患者清醒过来会说话,请马上来

叫我。"

三日以后,患者果然醒了过来,可以说话了,旁边的医生认为徐大椿开的药方既然有效,准备仍用此方治疗,而且参附汤已经煮好。就在这时刻,患者家属想起徐大椿的嘱咐,认为还是请他来诊断一下,再考虑用什么药。徐大椿再诊后,认为患者阳气已回,但邪火很盛,阴气受到邪火侵扰,有衰竭的危险。再吃热药参附汤就如火上加油,不合病证,应当多吃几个西瓜养阴清火,病家很高兴,连忙请人买来西瓜,患者连着吃了几个大西瓜,又服了几剂清暑养胃药,病就好了。

2. 张锡纯为石膏先生

张锡纯医术精湛,用药擅用石膏,他的朋友赵某之妻"年近六旬而得温病,脉数而洪实,舌苔黄而干,闻药气即呕吐"。先生单用石膏末六两,煎清汤一大碗,嘱其"一次温服一口,尽剂而愈",如此病例,不胜枚举。先生临证用石膏,轻则两许,重则数两,而每获捷效,故乡中有"石膏先生"之称。

先生出生于书香门第,读书做官,克振家声,这是长辈们对他的期望。他曾两赴秋闱而不第,遂淡于功名,而矢志学医以济世。先生笃志医学,"遂广求方书,远自农轩,近至国朝著述诸家,约共阅百余种"。他不为陈规所限,而是有所发挥,有所创新,临床一些疑难之证,经他治理,往往妙手回春。

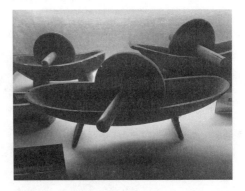

药碾

邻村高某,年少五岁,于仲夏得温病,其叔父与其表叔毛某,皆邑中之名医,又善治温病。二人共治旬日无效,托故外出不治。待邀先生诊治时,患者两目清白,竟无所见,两手循衣摸床,动乱不休,谵语无论,不省人事。先生合参四诊,沉思片刻,断为"此乃肾阴将竭,肝风内动,危险至极之候。幸喜脉浮,为病在太阳,右寸浮尤甚,又为将汗之兆"。遂用"大滋真阴之品,济阴以应其阳"。两剂,患者遍身得透汗,共其病霍然愈矣。像如此危重至极之病例,经先生治疗,每起沉疴,故先生在邑中颇有名气。

3. 傅山用热降汤治中暑

一年夏天,傅山先生走到一个小山村里,看见有一农民,上吐下泻,腹痛难忍,病势非常危急,周围的人虽很着急,却束手无策,没法救治。

傅山先生蹲在患者身旁诊了诊脉,叫人在地上挖了一个一尺多深的坑,找来一壶开水倒在坑里,等稀泥糊糊稍沉淀后,取出一碗就赶快叫患者喝下。他说患者中暑,阴阳二气失调,这叫"热降汤",能治中暑。现伏天,地下是阴气,倒进开水才能取得阴气,喝了以后,可使阴阳调和,各得其所。再借土气以安中州之土,腹痛吐泻就都能治好。

果然,喝了不久,患者痛苦的神色消失,一个中暑危急的患者就治好了。

(三) 中医治寒病传奇

1. 淳于意治脉气病

齐国有个名叫信的中御府长病了,淳于意去他家诊治,切脉后告诉他说:"是热病的脉气,然而暑热多汗,脉稍衰,不至于死。"又说:"得这种病,是天气严寒时曾在流水中洗浴,洗浴后身体就发热了。"

他说:"嗯,就是这样! 去年冬天,我为齐王出使楚国,走到莒县阳周水边,看到莒桥坏得很厉害,我就揽住车辕不想过河,马突然受惊,一下子坠到河里,我的身子也淹进水里,差一点儿淹死,随从官吏马上跑来救我,我从水中出来,衣服全湿了,身体寒冷了一阵,冷一止住全身发热如火,到现在不能受寒。"淳于意立即为他调制液汤火剂驱除热邪,服一剂药不再出汗,服两剂药热退去了,服三剂药病止住了。又让他服药大约 20 天,身体就像没病的人了。

淳于意之所以知道他的病,是因为切脉时,发现他的脉象属于热邪归并身体内里的"并阴脉"。脉象理论说:"内热、外热错乱交杂的死。"切他的脉时,

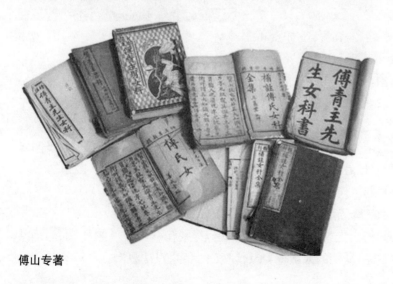

傅山专著

仓公（淳于意）没有发现内热外热交杂的情形，但都是并阴脉。

并阴脉，脉状顺的能用清法治愈，热邪虽没有完全消除，仍能治好保住性命。淳于意诊知他的肾气有时重浊，在太阴寸口依稀能切到这种情形，那是水气。肾本是主管水液运行的，所以由此知道他的病情。如果一时失治，就会变成时寒时热的病。

2. 喻嘉言辨证真寒假热证

有个叫筠枝的人，70多岁了，他原本身强力壮，全是得自先天。后来靠节俭发了财，就好色不倦，恣情纵欲，自伐根本。一年夏天，他贪凉受寒，发起热来。请来的医生说是中暑，用香薷、黄檗、石膏、知母、滑石、车前草、木通等一派寒凉药。药一服下肚，老头子就爬不起来了，又把喻嘉言请去。

喻嘉言一看，老头子昏昏沉沉，一身僵硬，四肢冰冷，话也说不出来了。喻嘉言知道他快要亡阳了，赶快开药：附子、干姜、人参、白术各五钱，甘草三钱。告诉家属赶快煎了服下去，否则没救了。但他的几个儿子却面面相觑，犹豫不决。喻嘉言不管三七二十一，急忙把药煎了，要患者立即喝下去。大家看喻嘉言那样急，商量了一阵，决定先煎四分之一，服了没事再煎。这个时候，前面开方子那个医生突然来了。他拦住喻嘉言，大叫："吃不得，吃不得！"喻嘉言推开这个医生，冲进病室。硬是守着患者把药喝下去。

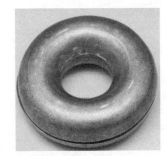

虎撑

过了半炷香的时间，老头子大呕一声，竟清醒了，而且能够用微弱的声音说话。他把几个儿子叫到身边，对儿子说："刚才见过州官了。州官问身边的医生是谁，我就告诉州官这是江西的喻先生。"接着又说，"我的被子进风了，请赶快给我塞住。"至此，病源清楚了，老头子是真寒假热。前面发热是假象，现在假象消失了，现出一派虚寒症状。喻嘉言非常高兴，急忙取出剩下的药，催促患者服下去。

没想到，一群姻亲赶来，都说，这么热的天，怎么能吃附子、干姜呀！就哄喻嘉言说："您先回去吧，明天再来请您老啊。"一伙人连扯带拉，用轿把喻嘉言送回寓所了。

家属又去请别的医生。过了两天，筠翁便死了。

十、其他疾病的治疗传奇

（一）华佗发明五禽戏治病

为了将医学经验留传于后世，华佗晚年精心于医书的撰写，计有《青囊经》《枕中灸刺经》等多部著作，可惜皆已失传。

吴普遵照华佗的医术治病，许多人被治好了。华佗对吴普说："人的身体应该得到运动，只是不应当过度罢了。运动后水谷之气才能消化，血脉环流通畅，病就不会发生，比如转动着的门轴不会腐朽就是这样。因此，以前修仙养道的人常做"气功"之类的锻炼，他们模仿熊攀挂树枝和鸱鹰转颈顾盼，舒腰展体，活动关节，用来求得延年益寿。由此，华佗发明了五禽戏以锻炼身体。

（二）于法开妙手治腹痛

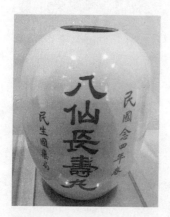

药罐

郗愔非常信奉道教，对道教的养生之术无不勤勉奉行。但是郗愔却经常感到肠胃不舒服，肚子里经常传出奇怪的声音，看了许多大夫，都没有治好。

一日，他听朋友说起僧人于法开医术十分高明，便差仆人去接请。于法开来后，诊了诊脉说："先生你所患的病，是过分修行造成的。"说完挥笔写下了一个方子。郗愔赶紧叫人将药抓来，熬制成一碗汤剂。喝下后，肚里马上起了反应，顿时大泻，排出了好几段拳头大小的纸团，剖开来一看，竟是先前吞下去的符。

（三）许胤宗治疗瘵病

许胤宗还擅长治疗骨蒸疾，也叫瘵病，就是我们今天的结核病。

唐代关中地区流行骨蒸，这种病有传染性，很多医生都治不好，但是许胤宗却是"每疗无不愈"。治一个好一个，令同行望尘莫及。于是有人建议许胤宗："您医术如此高，应该写书流传给后人啊！"而许胤宗却说："医术的道理是很深奥的。就拿脉象来讲，脉象的变化很微妙，但就在微妙的变化中也还含有不同的脉理，区别起来十分困难，就算医者心中能够体会、感受得到，但用语言恐怕还是说不清楚。再有,诊脉是治病最关键的一环,诊好脉,可以在用药时完全对症,只要单用一味药,就可能直攻病灶,使病痊愈。很多医家不能够准确地辨别脉象,仅凭一些主观猜测,因此开出很多药,这些药可能有对症的,但是主药和辅药混在一起,互相产生作用,使主药的药效也失去力度,所以很难治愈病证。医者行医过程是十分复杂的,如果胡乱写一些经验,后人分辨不清,反而会产生不良效果。”

许胤宗的这番论点确实有他的道理,我们也能从这位医家身上看到他务实严谨的科学态度。许胤宗也是一名高寿的御医,享年90岁。

（四）本草茶疗

相传,陈藏器任三原县尉时,勤政爱民,仰不愧天,俯无愧于地。布衣韩氏,家境贫寒,久病不得医,经陈府衙,咳血晕厥。陈门丁见状,迅速告诉了陈藏器。陈诊其肺疾,命家饲备神秘“药茶”,嘱其日饮二次。半载有余,布衣病愈,陈赐药茶解顽疾之事,流传于市井,一时,八方患者,均慕名而来,陈皆施之。

文史地方志《三秦志》记载:“病家云集,门庭若市,日有感恩者众,或携子叩首致谢,或响鞭不绝于耳,屋外金匾林立、室内锦旗无数。”陈藏器声名鹊起。

开元726年,玄宗的第十八子李瑁得了一种怪病,他感觉到很饥饿,但是又浑身疲倦不想进食,人也瘦得皮包骨头,整天躺在床上,有气无力,脸上也没有血色。让太医开了很多药,吃了上万副的药也没有效果。玄宗皇帝很是生气,一连罢免了几名太医,也没有效果。陈藏器听说后,进大殿见玄宗皇帝,并拿出秘方“药茶”说:“寒者温之、热者寒之、虚者补之、实者泻之,一定能治好殿下的怪病。”玄宗开始怀疑是否有

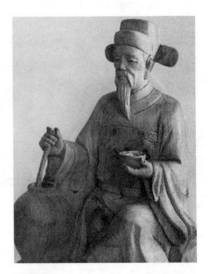

陈藏器

效,并对陈藏器说:“如果服用后,没有效果,我定要诛灭你的九族。”没有想到,李瑁早上服药后,中午就想吃食物了,再连续用了半年药,李瑁的病就好了。玄宗皇帝非常高兴,给了陈藏器很多奖励,李瑁也设宴三日,以感谢陈藏器治病的功劳。玄宗昭告天下,赐予陈藏器“茶疗鼻祖”的称号。

陈藏器一生致力钻研本草,调配了大量行之有效的茶疗秘方。其倡导的

本草茶疗法更是影响到东南亚等国。

（五）薛雪乞医治吐粪

江苏镇江徐守臣的母亲，60多岁了，突然患"粪从口中呕出的疾病"，请了很多当地的名医都没有治好。

后来薛雪被请来给患者诊视，薛雪一番望、闻、问、切后说："仔细思考这个病，不仅仅是胃气上逆所致的疾病，还一定有饮食紊乱堵塞中焦，导致大肠传导发生障碍。现在没有好的针对此病的方子，急切之间不能够进行医治，请让我缓几天，考虑一下再来给患者看病。"

薛雪回来后，翻看了家里收藏的医书，都没有记载这样的病证，也没有针对这种病的处方。有一天，薛雪遇到一位名医，询问有没有办法医疗这样的患者，那个名医说："我不会治这样的病，但我的师父应该能治。"薛雪说："你师父在哪里呀？能否带我去拜见他？"那个人回答说，他师父住在南门外，于是就去见那个师父。那个师父听说病情后，给了薛雪10包药粉。薛雪询问这是什么药？那个老中医说："这是用蜣螂虫做的通幽散。"

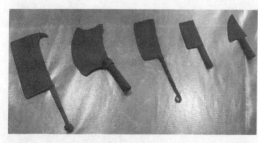

薛雪拿着药回去，先用五包通幽散让徐守臣的母亲服下，就将她的病治好了。一个月不到，她的病又发了，于时又将余下的五包药粉给她服了，就彻底断了根，将她的病治好了，从此再没有发过。

药具

（六）张仲景驱邪

古代封建社会，迷信巫术盛行，巫婆和妖道乘势兴起，坑害百姓，骗取钱财。不少贫苦人家有人得病，就请巫婆和妖道降妖捉怪，用符水治病，结果无辜地被病魔夺去了生命，落得人财两空。张仲景对这些巫医、妖道非常痛恨。每次遇到他们装神弄鬼，误人性命，他就出面干预，理直气壮地和他们争辩，并用医疗实效来驳斥巫术迷信，奉劝人们相信医术。

有一次，他遇见一个妇女，一会儿哭一会儿笑，总是疑神疑鬼。患者家属听信巫婆的欺骗，以为这是"鬼怪缠身"，要请巫婆为她"驱邪"。张仲景观察了患者的气色和病态，又询问了患者的有关情况，然后对患者家属说："她根本不是什么鬼怪缠身，而是'热入血室'，是妇人在经期或产后感受外邪，邪热乘虚侵入血室,与血相搏所出现的一种病证,她的病完全可以治好。真正的鬼怪是那些可恶的巫婆,她们是'活鬼',千万不能让她们缠住患者,否则患者会有生命危险。"

在征得患者家属同意后,他研究了治疗方法,在患者的期门穴扎了一针,开了一剂小柴胡汤,几天后,那妇女的病就好了起来,疑鬼疑神的症状也消失了。张仲景又为她治疗了一段时间就痊愈了。从此,一些穷人生了病,便不再相信巫医的鬼话,而是找张仲景治病。

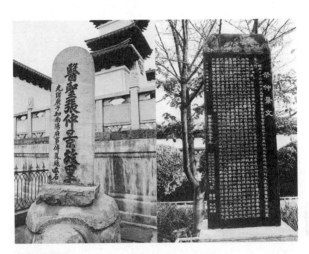

张仲景故里

第五章

七情六欲治病传奇

在祖国医学中,七情致病学说很早就受到重视,如喜伤心、怒伤肝、思伤脾、忧伤肺、恐伤肾等理论,已成为传统医学的重要内容。古代名医提出的"活套疗法"(情志相胜疗法),可以认为是以情胜情、互相制约的心理治疗,也叫七情六欲治病,古代也称为"祝由术"。

一、激怒疗法治病

(一)文挚激怒疗法治齐闵王的抑郁症

传说战国时代的齐闵王患了忧郁症,请宋国名医文挚来诊治。文挚详细诊后对太子说:"齐王的病只有用激怒的方法来理疗才能治好,如果我激怒了齐王,他肯定要把我杀死的。"太子听了恳求道:"只要能治好父王的病,我和母后一定保证你的生命安全。"文挚推辞不过,只得应允。

文挚当即与齐王约好看病的时间,结果第一次文挚没有来,又约第二次,第二次还没来,又约第三次,第三次同样失约。齐王见文挚恭请不到,连续三次失约,非常恼怒,痛骂不止。

一天,天下大雨,文挚来给齐王看病。一路上,文挚既不坐轿,也不打伞,冒雨步行,弄得一身是泥水。

文挚走进皇宫,来到齐王寝宫,只见齐王仍然蒙头大睡,叫了几次也没叫醒。文挚一不脱鞋,二不脱衣,就爬到了齐王床上,把齐王推过去翻过来地折腾开了。齐王睁开眼睛一看,只见一个浑身泥水的人趴在床上摆弄他,顿时勃然大怒,坐起来指着文挚破口大骂。外面的文武大臣听了,连忙赶进寝宫,齐王见了,再望望湿淋淋的文挚,觉得有失威严,更加恼怒,大喝道:"来人!快把这无礼野人拉出去斩首示众!"皇后和太子上前求情,齐王根本不听。

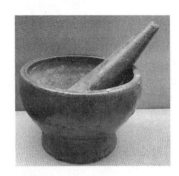

研钵

武士把文挚推了出去,文挚对皇后和太子说:"大王今日发了此番大火,病已不治自愈,不必再服药了。我犯了辱君之罪,大王要处死我,我也预料到了。不过,我有个请求,不要砍我的头,把我罩在大钟内闷死好了。"皇后和太子把文挚的要求回报了齐王,齐王同意了。

文挚被罩在钟内,知道时间一长就要闷死。他就用手在钟边挖泥土,掏露出一个通气孔道,自己就端坐在钟内静气养神。

三天以后,齐王的病完全好了。便想起被他下令处死的文挚,心中十分后悔。便同皇后和太子一同来到钟亭,叫人把大钟吊起来。只见文挚正端坐养神、面色红润、安然无恙,齐王见了很是惊讶。

皇后和太子问文挚为什么要用那样粗野没礼貌的办法给大王治病,文挚说:"大王之病,乃因操劳国事过度,把许多烦恼之事闷在心头,积郁成疾,名为'郁证'。这种病只有激发他生气狂怒,把胸中的积郁发泄出来才会好。"齐王听了,夸赞道:"真是神医呀!"于是,厚赐了文挚。

文挚根据中医情志致病的"怒胜思"的原则,采用激怒患者的治疗手段,治好了齐王的抑郁症,为中国医案史上留下了一个心理疗法的典型范例。

(二) 华佗怒法治郡守

有一郡守得了重病,华佗去看他。郡守让华佗为他诊治,华佗对郡守的儿子说:"你父亲的病和一般的病不同,有瘀血在他的腹中,应激怒他,让他把瘀血吐出来,这样就能治好他的病,不然就没命了。你能把你父亲平时所做过的错事都告诉我吗?我传信斥责他。"

郡守的儿子说:"如果能治好父亲的病,有什么不能说的?"于是,他把父亲长期以来所做不合常理的事情,全都告诉了华佗。华佗写了一封痛斥郡守的信留下，郡守看信后，大怒，派捕吏捉拿华佗，没捉到，郡守盛怒之下，吐出一升多黑血，他的病就好了。

原来这是华佗使用的一种心理疗法，利用喜、怒、忧、思等情志活动调理机体，以愈其疾。

（三）华佗激怒太守治病

有一天，华佗来到高郡太守的府衙前，指名道姓要见太守。

太守50来岁，为官多年，是个体察民情、礼贤下士的清官。他听

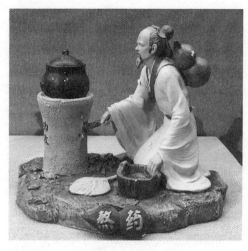

熬药图

说当代名医华佗来访，忙吩咐手下人道："快快有请！快快有请！"华佗与太守见过礼后便不客气地坐了下来，说："大人，贫医这次路过高郡，想在府上小住几日，不知太守是否应允？"要说华佗也够唐突的了，但太守一点儿也没介意，相反倒高兴地说："欢迎！欢迎！得见神医真是幸会……"

话没说完，他突然剧烈咳嗽起来……待太守稍稍平静了些，华佗瞅了瞅太守，呷了口茶说："大人，我看你的面色不太好，想必正在患病吧？"听了华佗的话，太守叹了口气说："唉！不瞒神医说，最近几个月来，我不知怎么的老是心情郁结，食不甘味，夜不能寐，请了几个医生都没治好。前些日子，我儿子向我说起你的大名，我已经让他去找你了……不想今日神医登门，看来这是天意，我的病治愈有望了！"

听太守说完，华佗笑了笑，显得几分漫不经心道："既然这般奇巧，我就试试看吧。"当下，华佗就开始为太守诊察病情。他一边为太守把脉，一边东扯西拉了一阵后说："大人，行了。我看咱们还是先吃饭吧！"太守赶紧让人备好酒菜，请华佗入席。

席间，华佗边喝边吃，只字不提太守的病情。太守开始还耐着性子陪着吃喝，

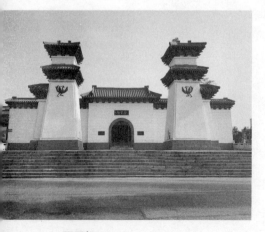

医圣祠

末了他有些忍不住问道:"请问神医,你刚才为我诊查了一番,我……患的什么病? 可否为我开具药方?""这个……"华佗笑了笑,答非所问道:"大人,我们行医之人讲的是治病救人,但是我也靠此为生。你看这个事……"

太守是个明白人。自然知道华佗的意思:"酬金的问题神医不必担心,只要能治好我的病,出多少钱我都愿意!"说完,当场就付给华佗一些银子作为刚才的诊费。华佗收下银子,高兴道:"好! 大人。你的病情虽复杂,但我一定替你细心诊治,你就放心好了!"

此后。华佗每天都为太守看病,像模像样地把脉,问这问那,就是不开药方,看完后就或明或暗地要诊金,一要就是一大笔。慢慢地,太守对华佗的所为由不理解到有些反感了,但碍于华佗的名声和迫切想治好病的愿望,他强压心中的怒火,都按华佗的要求办了。

转眼过了十来日。这天,太守迟迟不见华佗来为自己把脉,便忍不住去客房找华佗。一进门,没见华佗,却发现书案上放着一封信,信是华佗留给太守的:

"太守大人,你的病很好治,但我不想为你治。因收了你许多酬金,我不便与你道别,只好以这种方式告辞,希望大人不要生气——这些钱对你来说算不了什么,当官的总是在不停地搜刮百姓嘛! 谢谢你这些天来的关照!"

看罢信,太守感到受了极大的愚弄,顿时气得七窍生烟,拍着书案大喊道:"来人啊! 快把华佗给我抓回来,我非杀了他不可!"话刚说完,他顿觉喉间涌上一股液体。顷刻吐出几大口血痰,人便瘫倒在地上……太守醒来时,已是次日上午了。他睁开眼,看到不知啥时回来的儿子正坐在床头给他喂药。太守觉得精神好多了,正想问一问儿子这些天在外面的情况,没想到儿子却先开了口:"爹,看样子你的病好多了,多亏了华佗神医呀!"

接着他向父亲讲述了其中的蹊跷:原来他出门没几天就找到了华佗,向华佗讲了太守的病情后,华佗分析太守是由于操劳过度、瘀血郁结所致。于是决定以"激怒"的方法治太守的病。华佗来太守府后的所作所为是和太守的儿子商量好

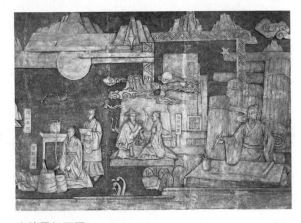

张仲景行医图

的。眼下,儿子喂太守的汤药,正是华佗将太守"激怒"之后开出的提神补气的药方。

听了儿子这番话,太守恍然大悟,愣了好一会儿道:"华佗真是旷世神医啊!早知如此,我真该加倍付他酬金才是。""爹,你错了!"太守儿子打断太守的话说:"华佗知你为官清廉,执意不收任何酬金,原先所收的银两已全数交我带回来了!"太守听后感叹道:"华佗不光是一代神医,更是一位人中君子啊!"

（四）朱丹溪以怒巧治相思女

某庄,有一女子独居室内,闷闷不乐,神志恍惚,痛苦悲伤,不思饮食,脘腹胀满,胸闷心烦,周身乏力,身体消瘦,口唇淡白。父母请遍名医,均不能减轻女子病情,反而日渐加重。半年过去,该女子口唇微黄,肌肉萎软,四肢倦怠,口淡无味,毫无食欲,以致卧床不起,奄奄一息。后来其父听说名医朱丹溪有绝招妙法,于是费尽周折将其请至家中,为女儿诊治疾病。

朱丹溪来到女子床前,通过望、闻、问、切四诊得知,该女子婚后不久,丈夫即外出谋生,现已五年未归,音信皆无,下落不明。朱丹溪明白,这女子是日久思夫,气结于脾而患病。

朱丹溪说:"脾主肌肉、四肢。脾气虚弱、不思饮食,则水谷精微不能充养肌肉、四肢,故身体消瘦、肌肉萎缩、四肢无力。脾开窍于口,其华在唇。脾失健运则食欲不振,进而气少血衰,出现口唇淡白不泽,或微黄不泽。"

朱丹溪认为忧思病在女子心中打了死结,只有解开这个死结才能痊愈。

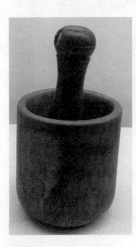

研钵

于是朱丹溪将女子的父亲领出病室说:"小女子之病需用中医五行生克制化来治疗。五行的金属肺、木属肝、水属肾、火属心、土属脾。五行中木志为怒、土志为思。按五行相克"木克土"来治小姐之病,先要使其发怒。盖怒属木属肝,思属土属脾。肝木能克脾土,就能解脾土之结。"

征得家人允许,朱丹溪突然闯入病室,面带怒色,走到女子床前,抬手就在她脸上打了三巴掌,并大声说:"你有外思,装病在床,所以我要打你。"这女子猛然间遭受如此不白之冤,竟气得怒发冲冠,大哭大叫,并破口大骂朱丹溪:"你不是医生,是畜生。我不用你治病,你快快滚出我家。"说也奇怪,这女子一气后竟感心情舒畅,病情大减,精神愉快,并面露笑容。

由于治疗大见效验,该女子的父亲去朱丹溪处登门拜谢。朱丹溪这时说:"汝女脾气郁结虽除,但需闻喜事才能使疾病不复发,才能巩固疗效。因喜在五行五脏属火属心,心火能温运脾土、滋生脾土。脾土健运,食欲旺盛,气血生化、充足,则无病生矣。"于是,朱丹溪又授意:"自制假喜信一封,谎告是其夫捎回。"女子看到"丈夫来信",果真欣喜若狂,精神振奋,加之不久丈夫果真归来,该女子的病情得以彻底康复。

可见,我国传统医学中的五行生克理论真是博大精深,只有细细揣摩,用心研究,才能得其精奥。

(五) 兰茂用两方治肥胖

兰茂(1397—1470 年),字廷秀,号止庵,外号和光道人、洞天风月子、玄壶子等,云南省嵩明县杨林人,祖籍河南洛阳。明代医药家、音韵学家、诗人、教育家、理学宗匠。生性聪颖,勤奋好学,少通经史,旁及诸子百家,终身隐居杨林乡里,采药行医,潜心著述,设馆授徒,人称"小圣"。

兰茂的著述很多,可存世之作却不多。兰茂辞世 40 年,明正德《云南志》记述兰茂著有《玄壶集》等十九种书;这份兰茂著述一览表记述的有关书目,也有 20 多种。流传至今的只有《韵略易通》《滇南本草》《医门揽要》《玄壶集》《信天风月通玄记》和 170 多首诗作。

奇人治怪病,说的是嵩明太守得了肥胖病,向兰茂求治。兰茂为他开出两方:一方为"谷皮汤",是减肥良药;一方为"气方"。太守不知何为"气方",于是兰茂列数太守鱼肉百姓的种种劣迹,气得太守七窍生烟、口吐黑血、昏厥过去。

醒来后自省良久,从此行善积德,每天喝"谷皮汤",肥胖病渐渐好了。

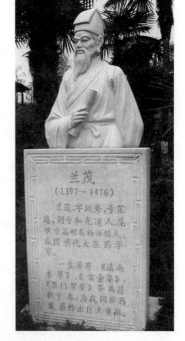

兰茂

(六) 傅山用怒治干血痨

一天,一位年轻妇女从傅山先生家药店门前经过,傅山先生悄悄嘱咐店内一个小伙计,如此如此。小伙子跑到那妇女身后猛地把她拦腰抱住,那妇女又羞又气,用尽全身力气挣扎,渐渐气力衰弱,动弹不得。傅山先生一摆手势,小伙计松开两手跑回店里。

年轻妇女连哭带骂回到家里对婆婆一说,老太婆怒气冲冲地找来。傅山先生笑吟吟地迎上前去,安慰她不要生气,说她儿媳有病,患的是干血痨,时间不久,危险很大,让年轻人从后腰抱住,她气急了,必定用大力内摆,气血才能活动起来,凝结的瘀血才能冲开,月事就能来潮,病就好了。

老太婆回到家里一问,果然她儿媳已闭经五六个月,开始发生潮热盗汗。回家后只是气愤羞惭,没注意身上变化,经老太婆一说,才发现月经果然来潮了。

(七) 叶天士怒治暴盲症

据史载,清代藩宪向为京官,而清代京官没有多大实权,极想外任,所以藩宪听说要到苏州外任,暴喜而盲,急忙差人去请名医叶天士疗疾。

叶天士了解他发病详情之后便说:"我是一方名医,怎能如此请我？必须备全副仪仗来,方可前往。"差人回禀,藩大怒,众人相劝,依允名医要求,若治不好目疾,重罚不迟。于是,令仪仗相迎。但谁也未想到,叶并不去,又说:"去回禀大人,必须由藩夫人亲自请！"藩闻后,怒不可遏,咆哮如雷。在这之间,藩大人怒气未消,而目却忽明,众人难解。叶天士已匆匆赶到藩府上请罪了,对藩说:"我并非无礼得罪大人,而是为了治好大人的病。"藩大人由怒转喜,尽释前嫌,并重礼相酬。叶天士的奇术奇在不药而愈。于是,叶天士以阳治阴,奇术疗暴盲的佳话传遍苏州城内外。

叶天士运用《内经》理论:心藏神,过度兴奋和喜乐伤神,暴喜将心神荡散,可致暴盲。怒为阳胜,喜为阴胜,阴胜制阳,阳胜制阴,故让藩大人暴怒,以阳制阴,阴阳平衡,暴盲激怒消散。

叶天士在治疗疑难杂病方面,强调心理治疗,名医治奇病,奇术疗顽疾,故事趣闻相传至今,人们无不拍案称奇。

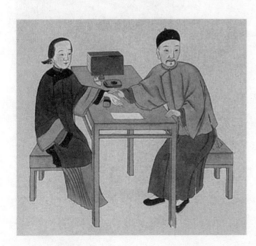

叶天士号脉

（八）黄元御以恼治腑痈

本州知州得了腑痈,在危急之中,县令请黄元御去给知州治病。

将要下针时,黄元御忽然停住手说:"你这病一针就能治愈,不过老爷请我时,什么东西也没送我,心里有点儿不痛快。所以,这一针怕下不准。"知州看到针不下了,就赶快问他要什么。黄元御既不要钱,也不要官。最后说,"听说你家小姐有姿色,我正缺一个妾……"知州怒气冲天,翻身待起,黄元御即刻一针下去,哈哈大笑起来。一边说:"好了,好了,你的病好了。"这时知州也真的感到病轻了许多。

黄元御解释说:"这不过是我借你的恼怒来治病的一种手段,舍此你的腑痈就会无治,我怎么能要令爱呢?"

二、用喜治病

（一）张仲景用喜治郁病

从前,一些郎中们只把医术传给自己的子孙,一般都不外传。

那时南阳有个名医叫沈槐,已经70多岁了,还没有子女。他整天惆怅后继无人,饭吃不下,觉睡不着,慢慢忧虑成病了。当地的郎中们,来给沈槐看病,都缩一头。老先生的病谁也看不好,越来越重了。张仲景知道后,就奔沈槐家来。

张仲景查看了病情,确诊是忧虑成疾,马上开了一个药方,用五谷杂粮面各一斤,做成丸,外边涂上朱砂,叫患者一顿食用。

沈槐知道了,心里不觉好笑!他命家人把那五谷杂粮面做成的药丸,挂在屋檐下,逢人就指着这药丸把张仲景奚落一番。亲戚来看他时,他笑着说:"看! 这是张仲景给我开

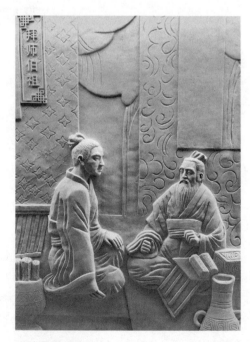

张仲景拜师伯祖

的药方。谁见过五谷杂粮能医病？笑话！笑话！"朋友来看他时，他笑着说："看！这是张仲景给我开的药方，谁一顿能吃五斤面，真滑稽！滑稽！"同行的郎中来看他时，他笑着说："看！这是张仲景给我开的药方。我看病几十年，听都没听说过，嘻嘻！嘻嘻！"他一心只想这件事可笑，忧心多虑的事全抛脑后了，不知不觉地病就好了。

这时，张仲景来拜访他，说："恭喜先生的病好了！学生斗胆。"沈槐一听恍然大悟，又佩服又惭愧。张仲景接着又说："先生，我们做郎中的，就是为了给百姓造福，祛病延年，先生无子女，我们这些年轻人不都是你的子女吗？何愁后继无人？"沈槐听了，觉得很有道理，内心十分感动。从此，就把自己的医术全部传授给了张仲景和其他年轻的郎中。

（二）华佗用喜治郁病

一次，华佗受广陵太守陈登的邀请，到陈登家里给他母亲治病，不想，走在半路上被一个中年人拦住。中年人请他去给老娘看病，并说："为了老娘的病，我在此等候了一年，今天才遇到先生，所以无论如何请您去一趟。"华佗念他是个孝子，便随中年人来到他家中。中年人的母亲已病了两年，华佗给她诊脉后，即道："老人家，你得的是心病，可不好治啊！"

中年人一听，吓坏了，流着眼泪哀求道："请您一定行行好，救救我娘！"

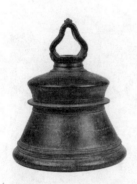

老婆婆道："我们穷，儿子30多岁了，还没有娶上媳妇，我心焦啊！"

华佗一听这话，心中明白了，又见他母子伤心的样子，想了一下就说："叫你儿子跟我走一趟，取药去。"说罢，就带着中年人到陈太守府上去了。

华佗给陈太守的母亲看完了病，老太太见华佗大老远地跑来给自己看病，心中很过意不去，想要谢谢他。可华佗没有搭腔，眼睛却老是围着几个丫环转。老太太一见心里明白了，以为华佗想讨个小，就说："华太医想要什么，尽管说。"

药铃

华佗说："我想要个丫环，给我义子做媳妇。"

老太太一听，原来如此，就说："好，你自己选吧。"

华佗就选了一个老实贤惠的丫环，交给中年人带回去。那人的老娘，一见儿子娶了个年轻漂亮的媳妇回来，喜得合不拢嘴。她的心事一了，病也就好了。

（三）孙思邈巧治男人"月经不调"

唐太宗李世民执政晚年，居功自傲，不容异见，万事独断独行而又轻信谗言，排斥异己。宰相魏征被奸臣谗言诬陷，罢官贬为庶民，归隐林泉。因含冤忍辱，心绪忧郁，造成性情不畅，故而积闷成疾，精神恍惚，惶惶不可终日，于是想起了老朋友孙思邈的医术高明，便去请他医治。

孙思邈见魏征面容憔悴而又愁眉不展；闻其声软而无力；问其病历，没有"前科"，只是对当今朝政不满；切其脉搏，时浮时沉。经过一番"望、闻、问、切"诊断，孙氏对魏征的病证成竹在胸，于是半开玩笑地说："丞相的病无妨，只是'月经不调'而已。"

"月经不调？"魏征听了，愣住半天没有吭声，真叫他哭笑不得。好在彼此都是老朋友，语气轻重无妨。便问："孙大夫您到底是名医？是庸医还是俗医？自古以来哪有男人行经之理。"孙思邈说："都非也。我是半介'明'医、一介'心'医。"魏征说："管你明医也罢，心医也罢，是医都应了解人的生理功能。老叟是个堂堂男子汉，哪来的'月经不调'！"

这时孙思邈态度严肃起来了："你就是'月经不调'。"说罢拿起笔给魏征开了一张处方，递给他就长身而去了。"嘿嘿，火气还不小。"孙思邈走后，魏征越想越感到好笑，"哈哈哈哈，我倒要看看这处方写得是什么灵丹妙药。"拆开一看，没写什么黄芪、党参、芍药之类的药名。只是写了四句打油诗："劝君按时服此药，十剂百剂不为多。宰相肚里好撑船，天塌下来有人托。"

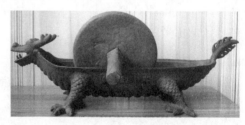

药碾

魏征念罢，仔细琢磨："对呀，朝中的事，上有皇帝老子，下有文武百官。我一个人操哪门子心，万事得过且过，退一步海阔天空，何况官贬家犹在，回来优哉游哉，坐享天伦之乐，岂不善哉！"心理平衡了，再琢磨孙氏说的"月经不调"，又"哈哈"大笑了一阵子，天天想到这句话都觉得好笑。日日笑，天天笑，一笑解百愁，魏征一下子变得风趣乐观起来，他的精神忧郁症全好了。

一个月后，孙思邈不请自来，见到魏征就拱手祝福："宰相爷你的病已康复了，恭喜恭喜。现在是否可把我的秘方公布于世呢？"魏征问："此话怎讲？"孙思邈说："你原来是忧国忧民，思虑过度，致使肝气郁结，血脉不调，经络阻滞不通，当时我若说了实话，便会火上浇油。所以我同你开了个玩笑，说你患了'月经不调'症。你听了这话，认为我是庸医，不懂人的生理，感到可笑。于是把注意力集中到琢磨我这个人算什么名医的方向来了。又认为作为一个名医竟说出那种无知的话来，实在好笑。笑笑笑，笑中取乐，乐以忘忧。你就是服用了我开的'月经不调'秘方药，才解郁散结，再用'笑'这个疏肝理气'极品'，使你精神振奋，所以奏效。"

魏征这才恍然大悟，十分敬佩孙氏这种心理疗法，乃赠金字牌匾一块，并亲自提笔书写："药王治病有方，医术万古传扬。"受到宰相这样的称赞，那还了得。金字牌匾一经挂出，立即名扬四海。好多求医求药的人不远千里而来。一下子孙氏门庭若市，忙得不可开交。直到孙思邈驾鹤西归，不少患者还到他坟墓前去跪拜、磕头、烧香、供果，祈求赏赐治病药方。久而久之，各府衙州县大小城池都造起了药王庙，雕塑了孙思邈的神像供人朝拜，祈祷药王菩萨保佑祛病益寿延年。

（四）张从正喜胜悲治郁结

张从正是一位非常擅长用情志相胜理论治疗情志疾病的人。当时的息城司侯听说父亲死于强盗之手，过度悲伤，大哭了一场之后就觉得心下疼痛，疼痛一天比一天严重，并逐渐形成结块。一个月后，结块有一个杯子般大小，形状就像一个倒放在桌子上的杯子，疼痛难忍，他多方用药，却没什么效果。最后请张从正来诊治。

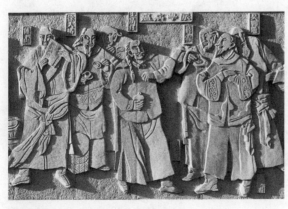

温病学派

张从正问清了起病的原因之后，想了一个治疗的方法。他从巫师那里借来道具，扮起巫师来，一手持桃木剑，一手拿着朱砂画的符纸，并且口中念念有词："天灵灵，地灵灵，太上老君速速如律令……"患者看到他这个架势，忍不住开怀大笑，过了两天，心下的硬结就渐渐散开，疾病痊愈。

后来，患者问他，为什么没吃药病就好了。张从正告诉患者，这就是《内经》

上说的"喜胜悲"的情志治疗方法。因为喜是心脏精气的变化活动,心在五脏中属火,而悲是肺脏精气变化活动的结果,肺属金,火能克金,所以喜悦情绪能克制悲伤的情绪,从而达到治愈疾病的目的。

(五) 张子和愉悦疗法

传说古代名医张子和,善治疑难怪病。一天,一个名叫项关令的人来求诊,说他夫人得了一种怪病,只知道腹中饥饿,却不想饮食饭菜,整天大喊大叫,怒骂无常,吃了许多药,都无济于事。

张子和听后,认为此病服药难以奏效,告诉患者家属,找来两名妇女,装扮成演戏的丑角,故作姿态,扭扭捏捏地做出许多滑稽动作,果然令患者心情愉悦。患者一高兴,病就减轻了。

接着,张子和又叫患者家属请来两位食欲旺盛的妇女,在患者面前狼吞虎咽地吃东西,患者看着看着,也跟着不知不觉地吃起来。

名医张子和利用愉悦引导之法,使项关令的夫人心情逐渐平和稳定,最后终于达到不药而愈。

(六) 朱丹溪用喜治秀才郁证

浙江鞭秀才的妻子暴病而死,秀才忧郁成疾。请遍本地的名医都不见好,就去义乌请朱丹溪治。

那天,朱丹溪切过患者的脉,忽然说:"啊!是有喜了!"他摸摸秀才的肚子又说:"你茶饭不思,胃口差,是吧?"秀才听了,不禁失声大笑。朱丹溪说:"真的,不会错,你是有喜了!喏,我给你开个保胎方。"秀才笑得前俯后仰。还挖苦说:"名不虚传!名不虚传!"连药方也不要。

秀才回到家,逢人便说,见人就讲:"义乌神医朱丹溪说我有喜——哈哈!哈哈!"整天大笑不止。说也奇怪,秀才药也没吃,毛病从此一天一天好起来,半个月后,竟完全好了。

秀才于是专程去酬谢朱丹溪。并请教治病妙法。朱

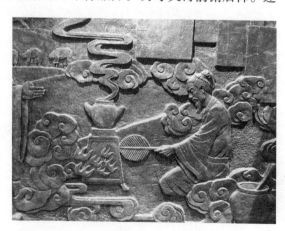

炼丹

丹溪答："古书云，'喜胜忧'，你悲痛过度而成忧郁疾，治病的方法主要就是调治你的精神。你一天笑了多少次？久而久之，病不就好了吗？"

三、中医治气病传奇

（一）傅山用煮石治气病

相传，傅青主曾用过一个特殊的药引子——煮不软的石头治愈患者。

一青年李小牛，入赘到粉莲家后，小两口日子过得不错。一天，李小牛因入赘受人奚落，回家跟媳妇发泄了几句。粉莲越想越伤心，抽泣了一夜后，就病倒在床上，有气无力，食饮不进了。请来医生看了病，开方抓药，煎好送上，患者就干呕，汤药也吞不下。

听人指点，李小牛向傅山先生求治。傅山问清病情后笑道："这个病，不见患者也能治。只是眼下药不齐，不过你可先把引子准备好。你回家的路上，有条石沟，你走到石沟中间，然后往右手走七步，那里有一块鸡蛋大的黑石头，你把石头拣回去，擦洗干净后，先旺火，后文火煎熬，水随时添加，不能停火，注意不要熬干了。直到石头煮软了，就来我这里取药。千万注意，不要让水干了，要人不离火。"

李小牛听后，满怀希望。按傅山的嘱咐，果然找到了鸡蛋大的深色石头。回到家里，把石头洗擦干净，放在锅里加水煮起来。这一煮下去，李小牛熬了个通夜，直到鸡叫天明，水也不知添了多少次，石头还不见软。

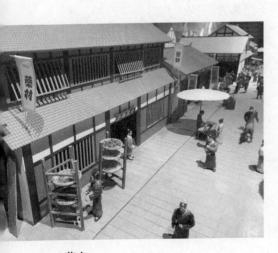

药市

媳妇醒来，看见丈夫通夜不眠，尽心尽力尽责地守在灶边耐心地煎着，怜爱之心油然而生，主动要求帮丈夫看着火，让李小牛去询问傅山是不是方法不对。

傅山大笑着说道："不软就不必煎了，看来药也不必服了，你媳妇的病已经好了。"李小牛迷惑不解："药还没吃，病怎么就好了？"傅山解释说："你媳妇的病在一个'气'字上，气又是从你身上起的。这种病，光吃药是难恢复的。要治，首先得消气，还得从你身上消起。黑石头怎么煮得软呢！不外是让她见你为她的病尽心尽力，心里的气就消了。她主动跟你谈话，又自愿替你煮石头，这就说明她的病已经好了。"

李小牛如梦方醒，赶回家一看，媳妇早把饭做好在等着他呢！

（二）傅山用态度做药引治气病

有一天，西村附近沙滩子村的一位农民，哭丧着脸找到傅山求他给妻子看病。

傅山先生问他得的是什么病，怎样得了病？农民说，因为妻子经常劝他戒赌，被他打了一顿就得了气臌病。傅山听了，就顺手从院里拔了一把草，让农民拿回去给妻子服用。

农民问拿什么做药引子，傅山说："引子要两种：一是要你每天在你妻子面前熬药，一天要熬三四次，熬时要和颜悦色；二是熬好后，要面带笑容，和和气气端给你妻子吃。只要按我说的这些引子去做，保管三天就好。"

这个农民回到家中，按傅山的嘱咐，轻手轻脚地熬药，和颜悦色地端到床前，轻手轻脚地一勺一勺喂妻子，果然三天后妻子的病就好了。消息传开，村里人都很惊奇，一味简单草药怎地三天就把病治了呢？

傅山先生微笑地说："妇道人家最好生气，他妻子的病原本是受了他的气才得的，当她见到丈夫低声下气地为她熬药喂药时，气就消了，病自然也就好了。"

四、程钟龄以惊治足痿

有一富翁，身患足痿，欲行必以手持物方可缓慢移步，服过许多药皆无效。他久慕程钟龄的大名，让人抬了去求治。

程钟龄见他六脉调和，得知患者遍服中药无效，断定这是心病，非药物所能治，决定施计治疗。他替患者收拾了一间房子，安顿患者住下。

程钟龄预先在患者住的房间里摆上许多古玩，并特意在患者坐凳旁放置一瓷瓶。他向患者介绍说："这是我的古董收藏室，所藏之物皆

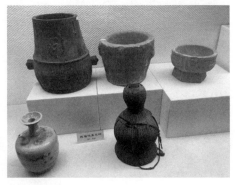

民俗酒具

属珍品。"他一一告诉患者它们的价值。最后,他指着瓷瓶说:"这是我的传世之宝,十分稀罕,千金难求。"实际上,包括瓷瓶在内的所有东西都是赝品,只是患者属于外行,被蒙在鼓里罢了。

患者在屋里闷坐了两天,见程钟龄既不处方,也不嘘寒问暖,甚至回避见他,憋得心慌。第三天,他决定出去走走。因离开重物难以迈步,他只好就近抱着瓷瓶小心翼翼地起身。

岂知程钟龄在旁边窥视已久,待患者举步欲走时,程钟龄突然出现,猛喝道:"你好大的胆!竟敢偷走我家的宝瓶!"患者一惊,手一软,"当"的一声,瓷瓶从手中滑落到地上,摔得粉碎。这下患者大惊失色,垂手痴立在那里。

程钟龄见患者不靠支持物已能站立,心里十分高兴,暗自思忖:这病已去几分,应该趁热打铁。于是,他上前握住患者的手说:"你别害怕,跟我来!"那人竟跟在程钟龄身后走出屋外,他举步平稳,行走如常,多年顽疾,一下子就治好了。

程钟龄这才告诉患者,他摔碎的东西并不是什么稀世之宝,是为了解除心理上压力、转移注意力而设的计谋。患者恍然大悟,连声赞扬程钟龄的高明医术。

五、用忧愁治病

睢宁有个读书人张全,由于家贫,年到30还未娶上老婆。张全有个舅舅,在曹操手下做将军。一次他回家探亲,一见外甥这副穷样,心中不忍,就送给他七间房子,五十亩好地。张全一高兴,便狂笑不止,成天大喊:"我有房子有地啦,哈哈哈……"从此,得了一个狂笑的怪病。

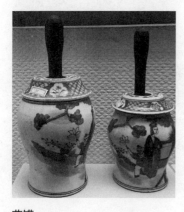

药罐

张全的父亲找郎中给他治疗,总不见效。后来,老汉听说华佗的医名,就带了儿子去找华佗。华佗听完老汉的介绍,又替张全诊了脉,摇头叹道:"他已病入膏肓,只能活十天,我已无能为力了。"

张家父子大惊失色,急忙跪下,求他救命。华佗说:"我的徒弟吴普,住在徐州,他有治这种病的秘方。我替你写封信,你去找他,也许有救。"华佗写好信交给老汉,又再三叮嘱千万不可在途中拆看,否则很难救治了。张家父子拿了华佗的信,水陆兼程,用了 8 天时间赶到徐州,找到吴普,交上华佗给他的信件。吴普看信后哈哈大笑起来。

张家父子被他笑得丈二和尚摸不着头脑,便问他:"这人命关天的事。你笑什么?"吴普把信给他们看,只见上面写道:"来人因乐极而狂笑不止,药物难以奏效,我故意说他病危,使其焦虑,当他二人到达徐州之日,病即愈矣。"张家父子这才明白,都有说不出的高兴。张老汉感激地对吴普说:"你师父真不愧是一位神医啊!"

六、羞耻疗法治病

传说有一民间女子,因打呵欠,两手上举再也不能下来,吃药治疗皆无效果。名医俞用右,利用女子害羞的心理,假装要解开这位女子的腰带,扬言要为她做针灸治疗。女子被这突如其来的手势动作惊怒了,不自觉地急忙用双手掩护下身,急则生变,双手顺势自然下垂复原。

羞耻是人的本能,中医利用人的这一本能,治疗一些疑难怪症,收到了神奇的功效。本案例是中医采取的"围魏救赵"计谋,是一种心理疗法,收到了立竿见影的好效果。

七、痛苦疗法治狂喜

明朝有个农家子弟叫李大谏,自幼勤奋好学,头一年考上了秀才,第二年乡试,又中了举人,第三年会试,又进士及第。

喜讯连年不断传来,务农的父亲高兴得逢人便夸,每夸必笑,每笑便大笑不止,久而久之,不能自主,成了狂笑病,请了许多医生诊治,都没有效果。李大谏不得已便请某御医治疗。御医思考良久,才对李说:"病可以治,不过有失敬之处,还请多加原谅。"李说:"谨遵医命,不敢有违。"

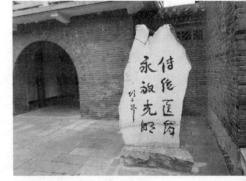

医圣祠一隅

御医随即派人到李大谏的家乡报丧,给他父亲说:"你的儿子因患急病,不幸去世了。"李大谏的父亲听到噩耗后,顿时哭得死去活来,由于悲痛过度,狂笑的症状就止住了。不久,御医又派人告诉李的父亲说:"你儿死后,幸遇太医妙手回春,起死回生被救活了。"李的父亲听了又止住了悲痛。就这样,历时十年之久的狂笑病竟然好了。

八、中医治疗相思病

(一) 李时珍巧用活人治相思病

明代嘉靖年间,世宗皇帝的族侄朱瞻岗被封为富顺王,在蕲州建了王府。这富顺王有个儿子,是根独苗,自然养得金贵。当他读了冯梦龙的《玉堂春落难还夫》后,被玉堂春苏三的多情和美貌完全迷住了。从此,他便朝思暮想,成天闷在宫里茶水不思、饭食不进、日积月累得上了相思病。

你想想,天底下竟有这样的蠢人,那玉堂春苏三只是书本上的一个人物。而以这世子当时的身份地位,要想找个像苏三这样多情美貌的女子,也并不是件难事。可这世子偏偏就要玉堂春苏三一个,别人他谁也看不上。这可把富顺王给急坏了。

这世子思念苏三,确实到了如痴如醉的地步。由于思虑而伤脾,以及长期不进饮食,眼见已是形销骨立,精神萎靡,怎不叫富顺王心急火燎?眼见爱子病入膏肓,经太医多次诊治无效,不久便起不了床。富顺王与王妃相对而泣。

这天有个内侍对富顺王说:"禀王爷,蕲州城的东边有座玄妙观,观里有个名叫李时珍的名医在那里坐诊,王爷何不让他来看看世子的病?这人很有些名气啊!"富顺王说道:"连京城里的太医都诊治过多次,毫无效验,这李时珍虽然在民间有些名气,可本王听说他是个采药的,只怕没什么学问!"内侍说:"王爷有所不知,这李时珍采药是为了写书,他可是个有大学问的人哩!"富顺王一听,便立即派人去把李时珍请来。

李时珍将世子的病情看过之后,心中暗想:"所求不遂,积思成郁,郁闷损伤肝脾,肝伤极则筋不用,脾伤久则肌肉消,旷日持久,隐曲难伸,确非汤药可救,难怪太医久治无效。"他经过几番思忖,

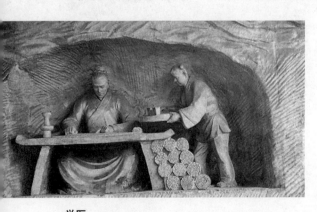

学医

心中豁然一亮,觉得必须如此这般,方可挽救。

这时,他对王爷笑道:"王爷呀! 世子的病到是有救呀! "富顺王一听,惊喜地说道:"果是这样,我可要重重地谢你。"李时珍说:"不过,王爷必须首先恕我的欺君之罪,我才可以管保世子不服任何药料,便在一月之内可以下床,三月之后便能康复了。"富顺王大喜:"只要我儿能脱此病灾,本王连谢都来不及,哪里还咎其过? 管他什么欺不欺君啊! "李时珍说:"既是这样,草民如何给世子治病,王爷请不要问,我这就回去打点一番。明日有个老妪来到王府,王爷可要好生接待,务必事事依她,这老太太自有医治世子的灵丹妙药。只要王爷能听她安排,世子便有救了。"富顺王十分惊讶,明明是叫他李时珍来为自己儿子治病,可他却要让个老太太来,这葫芦里到底卖的是什么药? 既然他嘱自己不必动问,为了儿子的病,也就只好依他了。于是李时珍便离开了王府。

第二天,果然有个白发苍苍的老太太,穿戴齐整,右手挽个包袱,左手拄根拐杖,来到了富顺王府前,说是有事求见王爷。富顺王闻报,便明白了,立即让她进来。那老太太操着山西口音对富顺王说:"禀王爷,老身今日前来为世子治病,请王爷先让老身进王妃娘娘的寝宫里去打扮一番,再让老身去见世子好吗? "富顺王满口答应,让几名宫女领她到王妃的房里去梳妆打扮后,再去见世子。

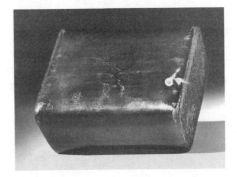

脉枕

随行的宫女们一见老太太梳妆后的这副模样儿,都偷偷议论道:"偌大年纪的老太婆还穿红着绿、搽粉戴花,也不怕人笑话哩! "老太太只当没听见。

行不多时,便到了世子的寝室。老太太进得门去便一屁股坐在世子的床沿上,捏起王子那双干枯的手,声泪俱下地哭诉道:"世子对苏三一片真情,我苏三怎么吃罪得起? 今日唯有奉为箕帚,与世子长相厮守,永不分离,以报世子的一片痴情。"世子一听,十分惊讶,立即欠起身来问她:"什么? 什么? 什么苏三? 苏三在哪里? "老太太答道:"苏三在此,我便是玉堂春苏三也。"

这时,世子睁大了眼睛问道:"你从哪儿来的? "老太太说:"听说世子非常想念我,我苏三特从山西洪洞县赶到蕲州来,与世子结为百年之好! "世子一听连声说道:"不! 不! 你不是苏三,不是玉堂春,你不是……"老太太笑道:

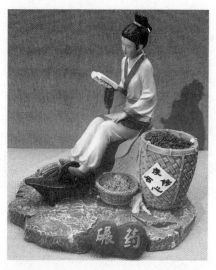

碾药图

"世子凭什么说我不是苏三？不是玉堂春？世子您再仔细看看,我苏三哪一点不像玉堂春？"世子说:"玉堂春苏三有沉鱼落雁之容,闭月羞花之貌,不像你这个样子。"老太太说道:"世子你好生糊涂啊,你想想,五十年前冯梦龙写书时,我苏三便有二十多岁了,如今我苏三今已七十有八了。世子既然不嫌弃我苏三曾经是风尘中人。对我如此钟情,故而不远千里从山西来此与世子共享天伦也。"

这时,世子掐指一算,果然从《警世通言》问世,至今已有五十多年。苏三如果在世,算来已到垂暮之年。于是他又对老太太瞄了一眼,口中念道:"果然是她！是她啊！无情的岁月,把她的容颜和声音变得如此苍老,已经没有半点娇柔了。"多年来的苏三梦,就这样一朝梦醒了。

从这以后,那世子心目中苏三的形象已被这老太太所代替。这老太太以其形象来作为医治世子心病的一剂良药。世子果然没有服药身体便渐渐地好了起来。

(二) 傅山神断相思病

有一次,山西巡抚蔡大人的母亲得了病,差人去请傅山。因傅山素来不和官吏交往,不愿去看。

经差人好说歹说,又考虑患者不是巡抚本人,而是他的老母,于是答应去看,但向差人提出三个条件:"一是让巡抚亲自来请,二是我坐上他的轿子让巡抚跟在轿后,三是打开巡抚衙中门迎我。"

差人回去如实禀报了巡抚,巡抚出于为母治病,只好答应傅山的条件。到了衙门,傅山仔细端详了老夫人的面色,诊断后巡抚问道:"我母患的是什么病？"傅山答:"请老夫人回房,请大人屏退左右。"等老夫人和衙役走后,傅山向巡抚说:"老夫人得的是相思病。"

巡抚听了勃然大怒道:"我母虽已早寡,但从未有闲言碎语,你胡言乱语,欺人太甚。"他令衙役将傅山重打四十。傅山微笑说:"大人勿怒,请问一下尊老夫人,再处置我也不迟。"

此时,巡抚母亲从屏风后转出来,对巡抚说:"神医! 神医! 我是前几天翻腾箱子时,偶然翻出你父亲的一双鞋,悲伤了一阵,病就发作了。"巡抚听了转怒为喜,向傅山道歉,请先生开了方子,亲自送出衙门。

九、治病先治心

(一)吴鞠通治病先治心

有位郭氏已经62岁了,她的丈夫去二百里以外的祖坟上坟,由于太过悲痛,竟然一口气没上来,死在了祖坟之侧!

郭氏听到了这个消息,简直是如同五雷轰顶,霎时间感觉天都塌了下来,孤儿寡母,一边痛哭着,一边赶赴二百里外的祖坟。到了那里,更是悲从中来,心里想着自己和丈夫度过的这一生,两人感情深厚,可这一眨眼,丈夫和自己就阴阳两隔了,抚摸着坟前的墓碑,郭氏痛不欲生,从此"饥不欲食,寒不欲衣"。然后居然就不想回家了,就在丈

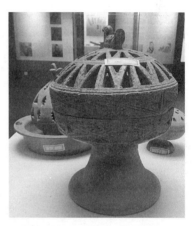

熏香炉

夫的坟边留了下来,席地而卧,连着住了一百来天,天天痛哭不止。

要说这人世间的悲哀实在是太多了,这种失去亲人的痛苦可真令人心痛啊。

等到这位郭氏被人给拉回了家,就一病不起。患的什么病呢? 是单腹胀。这种病又叫鼓胀,症状是肚子胀得很大,有时肚皮上青筋暴露,四肢基本不怎么肿。很多病的晚期都会出现这种情况。

亲戚朋友一看,这哪儿成啊? 这么下去这人可就活不成了? 于是赶快请来了吴鞠通。

吴鞠通到了以后,照例是诊脉,手往脉上一搭,就知道这是个重病,为什么呢? 因为六部脉都弦而没有胃气。

同时,症状是气喘,不能吃饭,嘴唇和周边都没有血色,面色是淡黄的,身体瘦弱。

吴鞠通心想,这可是一个难治的病证啊,疾病到这个程度本身就已经是很

难治了,再加上患者自己的内心已经没有了生的欲望,一味悲痛,则更是难上加难了,怎么办呢？"无情草木不能治有情之病"啊,我一定要先用话语开导她,让她情绪好转,然后才能有机会让药物发挥作用啊。

于是,吴鞠通就端坐下来,认真地和这位郭氏聊起天来。

吴鞠通说："你现在痛心疾首、悲痛万分,一般人痛苦些日子就过去了,你为什么比常人要痛苦得多呢？"

郭氏有气无力地回答："吴先生,你不知道啊,我们要孩子要得晚,现在我的丈夫死了,他留下的两个孩子还没有成人,我是怕他们不能长大啊！"

吴鞠通叹口气,说："你为何不明白里面的道理呢？"

郭氏惊到："啊？什么道理？"

吴鞠通答："一个女人,丈夫去世了,我们怎么称呼这个女人？我们叫她'未亡人',这是什么意思？就是说她是等待死亡的人啊！"

郭氏连连点头："是啊,实在是想和丈夫一起死去啊！"说完,忍不住又开始流泪。

吴鞠通说："现在你非常思念丈夫,干脆就在坟墓边上死了,两个人葬在一起,这样不就遂了心愿吗？现在有了病,为什么要请我来治疗呢？为什么呢？还不是因为有孩子在吗？！"

郭氏回答："是啊！"

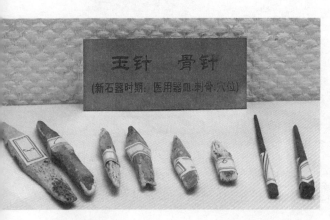

玉针、骨针

吴鞠通道："一个妇人,丈夫没有死的时候,是以丈夫为重的,等到丈夫死了,就要以教孩子为重！抚育孩子长大成人,这就是在完成丈夫没有完成的事业啊！"

郭氏连连点头。

吴鞠通道："现在你孩子的父亲已经去世了,孩子已经失去了一个守护者。如果你再死去,你的孩子还有谁来抚育呢？你这么病下去、死去,不但无益于你的丈夫,而且还伤害了他的孩子,你丈夫在九泉之下看到此种情景,能够瞑目于九泉之下吗？！"

郭氏瞪大了眼睛。

吴鞠通说："你现在要尽妇人之道,就要明白丈夫在去世前最后的一个愿望,他一定是希望你把孩子抚养成人的! 所以,你一定要尽到自己做母亲的职责,把孩子抚养大! 为了达到这个目的,你一定不能去死! 不但不能去死,而且还不能有病! ”

郭氏愣愣地听着。

吴鞠通话锋一转,接着说:“现在这个单腹胀,是个死症啊,脉无胃气,是死脉啊,死症见到死脉,一定要有强烈的生存欲望,这样心火才能渐旺,才能泻去肝郁之阴气,然后血脉才能畅通,这样才能有生存下来的机会啊! ”

郭氏听完以后,眼泪慢慢地流了出来,半晌,收敛悲容,带着眼泪放声大笑,然后说:“多谢吴先生开导我! 从此以后,我不但不再哭泣,还要不再忧愁,不但不再忧愁,还要愉快地生活下去,但求能够活下去,把孩子抚养成人! ”

吴鞠通此时长长地出了口气,说道:“你笑了,就有生存的希望啊(笑则生矣)! ”于是,吴鞠通开了疏肝理气的方子,在郭氏服用了十几副药以后,疾病获得了痊愈(十数剂而收全功)。

如此重证,痊愈得如此之快,应该说情绪的调治起到了重要的作用。

(二)治病还需调心情

有一位姓杨的女士,49 岁,一开始患病是因为肝气不疏导致的胁痛,由于治疗不及时,后来胃也变得不大好了,医生们对此病的治疗大致就是滋阴补虚,结果这个病拖延了十年之久,还是没有什么起色。

等到吴鞠通来诊治的时候,杨女士已经不大能正常吃饭了,每次吃饭“饮粥汤止一口,食炒米粉只一

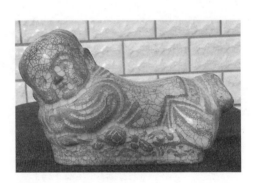

脉枕

酒杯”,听到一些什么大的响动就“痉厥”“终夜抽搐”,每次犯病都要两三天以后才能平复一些。

吴鞠通来诊病的日子是甲申年(公元 1824 年)的 11 月 2 日,此时的脉象是六脉弦紧而长,该患者闭经已经两年了,周身疼痛,整年的咳嗽,已经是骨瘦如柴,奄奄一息了。

吴鞠通诊断以后,认为是病在肝经,“内犯阳明,则不食;木克脾土,故饮聚;阳明空虚,故无主,闻声而惊;外犯太阳,故身痛而痉;本脏自病,故厥”。

于是吴鞠通提笔开了方子:新绛纱、旋覆花、降香末、广郁金、川椒炭、苏子

霜、桂枝、半夏、青皮。

这个方子的用意是梳理肝络,其中包含了张仲景的旋覆花汤。这些药物里面新绛纱是有争议的,早在张仲景的时代就提出使用新绛了,不过后世倒是有些晕了,这个新绛到底是什么呢? 有人说是用茜草等有颜色的药物染成的红色的纱帛等纺织品,吴鞠通这里面用的显然是纺织品,但是现在约定俗成的是用茜草了。反正从古今的医案中来看,用两者都有效,里面的川椒炭可能是最让大家费解的。用川椒炒成的炭,这是干什么呢? 原来,川椒有引气下行归肾经的作用,用炭是增加其收敛作用;方子中用了很多药性下行的药物,如旋覆花、降香末、川椒炭、苏子霜、半夏等,为什么呢? 因为吴鞠通认为这个病是由于肝气上逆引起的。

在这个方子服用了七副以后,胁痛减轻了一些,但是痰饮仍然很多,咳嗽也还是频繁,夜里睡觉也不是很好,于是吴鞠通决定停止梳理肝络,改为和胃蠲饮,方用:半夏、生薏仁、枳实、茯苓、淡干姜、广皮、桂枝。这个方子中有桂枝、

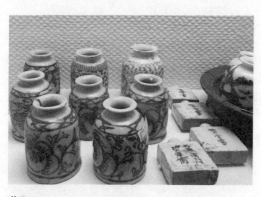
药瓶

淡干姜等升阳之药,也有驱除湿气的生薏仁、茯苓等药,还有调理气机的广皮、枳实等药,其中半夏、茯苓、广皮三味药就是化痰的二陈汤的主要成分(二陈汤这个名字的得来就是由于半夏和陈皮都是要久放,至少一年以上才可以用,一般是越陈越好,所以叫二陈)。

这个方子用到27日的时候,患者就已经可以服用稀粥半碗了,于是吴鞠通就用前面的两个方子交叉服用,一边和胃,一边梳理肝络,患者的病情也一天天地开始好了起来。

到了次年三月份的时候,杨女士已经能够吃两碗干饭了,我们平时吃干饭大家都不在意,但是能吃干饭于久病之人就是佳兆了,说明胃口渐旺。正巧这时吴鞠通又要到绍兴出诊,四月份的时候,吴鞠通在旅途中不放心这个患者,当走到苏州的时候,还写了封信给杨女士,让她一定要注意自己的性情,不要没事儿就发脾气,因为肝气不疏是引起很多病的罪魁祸首。

到了五月份,吴鞠通不放心,又给杨女士写了一封信,信中"痛以大道理开导之"(估计是用词比较狠,否则不会用个"痛"字),然后就失去了联络。

要说古代的通信可真是够落后的,等到了十月份,吴鞠通才收到回信,打

开信一看,吴鞠通笑了,原来信中说杨女士居然把吴鞠通写的信当成座右铭,每天高声朗读一遍(这实在是调理肝气的好方法,可惜吴鞠通的这封信没有流传下来),现在饮食已经非常好了,精神头也很高涨(精神大长),而且家里人也因为她身体的恢复而感到非常的高兴(合家欢乐)!

给一个人开方子比较容易,但是,这个人服用了方子以后可能只是暂时的恢复,如果旧习不改,以后可能还是会犯病的。

一个好的医生,一定会以自己高远的境界,以自己一颗诚挚的心,去改变患者的思想,使其获得医药以外的精神调护,从而走向明媚的阳光之中。

医术之外,尚有医道。

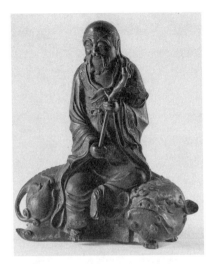

伏虎

十、其他情志法治病

(一) 董奉杏茶治癔症

金秋八月的一天,董奉正在杏林草堂前翻晒杏干、杏花,几个汉子用门板抬着一个书生前来求医,其母哭哭啼啼向董奉下跪求救。

董奉立即放下手中的活计,将老妇人搀扶起来,董奉一边为书生细细切脉,一边视患者的神、色、态之反应变化,问其症状的产生和发展经过。他回望了一下刚刚翻晒的杏花,不禁眉头一皱,计上心来,拿笔开了杏干加庐山云雾茶的药方单独交与老妇人,轻声嘱咐道:"以杏干和云雾茶用开水同泡成杏茶汤,饮后必见效。再往令郎便桶中置入杏花一把,称其所泻下之虫,必痊愈。"同时,董奉又交代

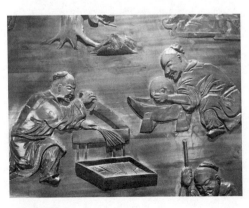

炮制药品

书生："喝完汤药之后,以杏茶为题作诗一首,必痊愈。"

回家之后,书生服其茶,少顷腹痛难忍,入后堂坐便桶,待观其所排之"虫"后,胸腹顿感舒坦,乃回书房题诗一首:"儿患顽疾母心慌,董仙妙手赐神方,杏干云雾显奇效,疫虫尽去身自康。"董奉看了此诗,将最后一句改成"此诗作罢身自康",意在神形合一,心理调节。

原来,书生因腹中积食不消,疑为早年在庐山流行的"大肚病"之患,故生惊厥卧床不起,董奉诊断主证为食积气滞,忧郁愁闷引起。选杏干与云雾茶同泡的杏干茶具导滞、清肠、通便的功效,还需安神消疑,故再以杏花充虫惑之,吟诗聚神,使书生从躯体到精神都得以康复。

(二) 孙思邈"泥丸收神"治疾病

唐太宗李世民在一次作战中,打得不顺,连惊带吓,肝瘀火盛,整日神志恍惚,疑神疑鬼。在御医没办法的情况下,只好出榜招贤。

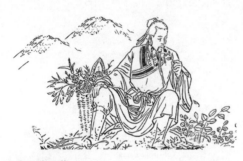

孙思邈采药

一天,一个穷郎中揭了榜。他诊过唐王的脉后,提出要49个人,帮其制药。这49人,足足折腾了18天,最后用挖出的河泥做了一个大泥球。郎中向李世民交代:"你要对着泥球不停地看,看到七七四十九天,泥球化尽,你的病也即全好。李治病心急,真的专心致志看了49天。但时间已过,泥球不仅没有消失,连一层皮也未脱。唐王大怒,要杀这位郎中,郎中说:"您无须发怒,觉得哪里不舒服?"唐王活动了下筋骨,病完全好了。这时李世民才大彻大悟,向郎中打听名姓,并表示感谢。

原来这位郎中,就是天下闻名的孙思邈。他对李世民用的是"泥丸收神"治病术。

"泥丸收神"即是一种转移注意力的治疗法。孙思邈认为,治病首先要治心,"心通"才会血通。今天我们讲的是精神疗法,道理是一样的。治病首先要治疑。古时《列子·说符口义》讲:"疑心生暗鬼"。意思是说,遇事多疑,就会碰鬼。这个"鬼"一经缠身,就会使人失去理智,看什么事情往往都带一股无名火,我们知道,生气是致病的导火索,是养身一大忌,宽心是体魄强健的核心。

（三）晏子精神疗法治齐景公

春秋末期,齐国君主景公患了水气内停病,经太医用药医治也不见好,在床上躺了十多日。这天夜里,景公忽然梦见自己和两个太阳搏斗,而且力不能胜,醒来之后担心这是否预示自己死期将近?

第二天早朝,景公对当时的相国晏子说:"昨晚我梦见自己和两个太阳搏斗,而且被打败,我大概快死了吧!"晏子略加思索地说:"请个占梦的来预测一下吧。"

景公准许后,晏子就派人用车去接占梦者,而自己站在宫中的小门边迎候。占梦者到后,晏子告诉他:"昨晚景公做了一个梦,梦见自己和两个太阳搏斗,而且自己被打败,特请你来占梦。"占梦者说:"让我先查一下占梦的书,看上面怎么说。"晏子说:"不必查了。景公患有水疾,是阴盛之证,太阳属火,是阳;他独自打不过太阳,是阳长阴退,是疾病将愈的预兆,你就这样说吧!"占梦者依晏子的安排行事,景公听后大喜。

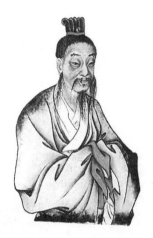

晏子

过了三天,景公果然康复了,便要赏赐占梦者。占梦者说:"这不是我的功劳,是晏子教我这样说的。"景公又要赏赐晏子。晏子却说:"占梦者按照我说的话对您说了才起作用,要是我直接对您这样说,您可能不会相信,这是他的功劳,我不配受赐。"结果景公同时赏赐了他们两个人。

从上面这个故事看,晏子不但懂医学,而且当时他对精神因素在治疗疾病中的作用已有深刻的认识。晏子虽然不信占梦,但他知道景公却迷信那一套,只有利用迷信的力量才能解除景公的疑惧。现代医学越来越重视精神因素对人体健康的作用,晏子可谓是我国利用精神疗法治病的先驱者之一。

（四）隋炀帝望"冰"止渴

隋炀帝是隋朝的第二位皇帝,他昏庸无道,整天过着花天酒地的生活。

一个冬日的夜晚,皇宫内院不慎失火,不但几座宫殿被焚毁,不少珍宝也顷刻间化为乌有。隋炀帝为此十分震怒。他望着冲天大火,突然间感到分外烦躁,此后便患上一种怪病——时常感到头脑闷热,口中烦渴,需要不分昼夜地喝水,甚至每天喝几十杯水也解不了口渴。

但宫中的陈太医使尽浑身解数也找不到病因,更无法为隋炀帝缓解病情,隋炀帝一怒之下欲将其斩首,多亏众臣跪下求情,陈太医才得以保全性命。但隋炀帝命其三日内找到医病良方,否则仍要他以命谢罪。

陈太医愁眉不展地回到家中,一位老仆知道事情的原委后,极力推荐了城外一名叫莫君锡的青年医生,据说他看病极有独到之处。焦头烂额的陈太医不敢怠慢,连忙赶往莫家,恳求莫君锡帮助自己渡过眼前的危难。

莫君锡有些受宠若惊,同时也为陈太医礼贤下士的举动深深感动。他仔细了解了隋炀帝发病的因由和具体症状,再经过医理分析,最终认定隋炀帝感到口渴的本质并不是因为体内缺少阴液,而是精神上受到火灾的强烈刺激导致的。如果再继续沿着补水的思路进行医治,肯定还是没有效果。再三琢磨之后,他想出了一个别具一格的方法,并将治疗方案告诉给了陈太医。陈太医听罢觉得有理,便匆匆返回宫内,依法对隋炀帝进行医治。

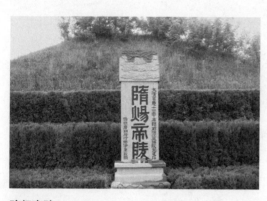

隋炀帝陵

他先是让人在隋炀帝的卧室和走廊摆放一些盘子,盘里装满了冰块。此外还在御花园的假山上、花丛中、溪流旁,凡是隋炀帝经常出没的地方,都摆上冰块,这也使得隋炀帝不论是批阅奏章或是上床休息,或是弈棋,或是散步,或是赏景,眼前随处可见的都是闪耀着亮晶光芒的冰块。

每当这个时候,他都感觉仿佛一股清泉涌进心田,将胸中燃烧的火焰扑灭,嘴里也瞬间感觉清凉湿润,闷热的头脑变得分外清醒,内心也变得从未有过的舒适和宁静。就这样,隋炀帝的烦渴怪症渐渐消失。当得知是莫君锡利用巧法治愈了自己的疾病,隋炀帝便将其宣入宫中做了御医。

(五) 隋炀帝看画疗燥热

隋炀帝在历史上臭名昭著、荒淫无度,由于贪恋酒色,终日享乐,身体极度虚弱,为此他找了一些方术之人,给他做成方士大丹。这种方士大丹其实是一种壮阳药,隋炀帝经常服用这种药,因为服用过量,使得心中燥热无比,喝多少水都无法解渴。这下可忙坏了诸位御医，可是来了四五个御医，治疗都不见效果，隋炀帝一气之下，把这些御医都砍了头。

御医们诚惶诚恐，非常害怕，谁也不敢再去给隋炀帝看病。这时御医莫君锡主动请缨，莫君锡不但医术卓越，而且在绘画上也有很深的造诣。他看过隋炀帝的病以后，禀告隋炀帝说，皇上患的是"真水不足，龙雷之火上越"，用普通的药恐怕治不好，我需要去求一个仙人，用天池之水来灭掉皇上体内的火。接着莫君锡献上两幅画，让隋炀帝在他出去求药的时候，将画挂在一个安静的房间内，自己独自静静欣赏。莫君锡献的这两幅画，一幅叫做《京都无处不染雪》，隋炀帝看了此画，觉得心脾凉透、积热全消。另一幅是《梅熟季节满园春》，又看得隋炀帝馋涎欲滴，津液顿生，口干舌燥的感觉在赏画中竟不知不觉地消失了。

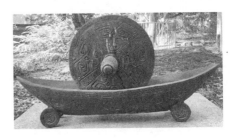

药碾

过了几天，隋炀帝再去叫来莫君锡，跟他说看了他的画以后已经感觉好多了，是不是再喝了他求来的天池水就能全好了。莫君锡说，皇上这些日子整日精心赏画，看到梅林、飞雪，口中津液涌出，其实这就是我所说的天池水，这些津液能够慢慢去除陛下身体内的火，现在您的病情不是已经好转了吗，只要再慢慢调养一段时间，自然就会痊愈。隋炀帝这才恍然大悟，连连称是。

第六章

针灸与外治传奇

一、针灸治疗妇产科疾病

（一）晋代僧人行针催产

晋代僧人于法开精通医术，《世说新语》《晋书》等典籍中都记载过他行医治病的故事。

一日，于法开求宿于一户人家，恰好赶上这户人家的主妇难产，几天过去了，孩子仍然没有生下来，命悬一线。主人见到于法开一副得道高僧的模样，赶紧将于法开迎进家中。慈悲为怀的于法开当即吩咐主人宰羊，将羊肉切成块，放在大锅里煮。

羊肉煮熟后，让产妇吃下多块，然后以针刺之，不一会儿孩子就呱呱坠地了。

（二）孙思邈"悬丝诊脉"，针灸催产

唐贞观年间，太宗李世民的长孙皇后怀孕已十多个月不能分娩，反而患了重病，卧床不起。虽经不少太医医治，但病情一直不见好转。太宗每日愁锁眉头，坐卧不宁。

　　有一日，唐太宗理完朝政以后，留大臣徐茂功问道："皇后身患重病，经太医不断诊治，百药全无效果。卿可知哪里有名医？请来为她治疗才是！"徐茂功闻言，便将孙思邈推荐给太宗说道："臣早听说华原县（今耀县）有位民间医生孙思邈，常到各地采药为群众治病，对妇儿科尤其擅长。疑难之症一经他手，都能够妙手回春，药到病除。以臣之见，还是将他召进宫来，为皇后治疗才好！"

　　唐太宗听过徐茂功的一番话后，表示同意。便派遣使臣马不停蹄，星夜奔赴华原县，将孙思邈召进了皇宫。

　　唐太宗见孙思邈已经来到，便立即召见了他，说道："孙先生医术超群，有起死回生之功，皇后身患重病，昏迷不醒，特请先生前来治疗，若能好转，寡人定有重赏。"

　　但是，在封建社会，由于有"男女授受不亲"的礼教束缚，医生给宫内妇女看病，大都不能够接近身边，只能根据旁人的口述，诊治处方。孙思邈是一位民间医生，穿着粗布衣衫，皇后的"凤体"他更是不能接近的。于是他一面叫来了皇后身边的宫娥细问病情，一面要来了太医的病历处方认真审阅。他根据这些情况，做了详细的分析研究，已基本掌握了皇后的病情。然后，他取出一条红线，叫宫娥把线系在皇后右手腕上，一端从竹帘拉出来，孙思邈捏着线的一端，在皇后房外开始"引线诊脉"了。

　　没有多大工夫，孙思邈便诊完了皇后的脉。原来，孙思邈医术神奇，靠着一根细线的传动，竟能诊断清人体脉搏的跳动。这就是他被群众称为神医的原因。

　　"万岁！民医已对病证经过了查问诊脉，诊断其为胎位不顺，民间叫做小儿扳心，故而难产十多个月不生，致使皇后身患重病。"孙思邈诊断完毕，向太宗禀告了病因。唐太宗听完以后，问道："孙先生言之有理，但不知你打算怎样治疗？"孙思邈答道："只需吩咐采女，将皇后的手扶近竹帘，民医在其中指扎上一针即见效果。"于是采女将皇后左手扶近竹帘，孙思邈看准穴位猛扎了一针，皇后疼痛，浑身

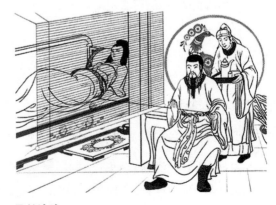

悬丝诊脉

一颤抖。不一会儿，只听得婴儿呱呱啼哭之声，紧接着采女急急忙忙跑出来说道："启禀万岁，皇后被孙医师扎过一针后，产下了皇子，人也苏醒了！"

唐太宗闻言大喜，对孙思邈说道："孙先生果真医理精深，妙手回春，确实是当代名医！今日医好中宫疾病，生了皇子，要算奇功一件，寡人有心留你在朝执掌太医院，不知你意下如何？"

孙思邈不愿在朝为官，立志漂泊四方为广大人民群众舍药治病。于是他向太宗陈述了自己的志愿，婉言谢绝了太宗赐给的官位。太宗听了，也就不好强求挽留。赐给他"冲天冠"一顶、"赫黄袍"一件、金牌一面、良马一匹和黄金千两、绸缎百尺。并大摆宴席，一来欢送孙思邈，二来庆贺皇后病愈生下皇子。但孙思邈又拒绝了太宗赐给的黄金绸缎。唐太宗深为孙思邈的高尚品

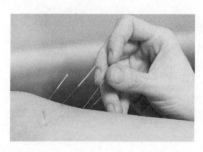

针灸

德和为人处世的精神风貌所感动，同文武百官将他送出皇城，任他去名山大川采集药材，为黎民百姓救死扶伤，任何人不得阻拦。

唐太宗十分欣赏孙思邈，后来还曾亲临华原县五台山去拜访孙思邈，并赐他颂词一首。直到现在，药王山南庵内还留有唐太宗御道、拜真台、唐太宗赐真人颂古碑一通等。

二、神针治痹痛

（一）针灸治风痹症

隋唐鲁州（今山东）刺史库狄嵚患了风痹症，痛苦难忍，两手不能随意活动，更不能拉弓射箭，请了许多医生医治，均未奏效。甄权仔细诊查病情后，对库狄嵚说，你只管拿起弓箭，对准箭靶，只需一针，保你应时能射。说着即针刺他肩隅一穴位，针到病除，挽弓一射，正中靶心，众人喝彩。

（二）针灸治颈部肿胀

深州（今河北深县）刺史成君绰，突然发生颈部肿胀，喉中闭塞，水米不能进。三天后，经人推荐，转由甄权治疗。甄权针刺成君绰左手次指末端，片刻患者气息通畅，次日饮食恢复正常。

(三) 血刺疗法治唐高宗头痛

唐朝有位著名医生叫秦鸣鹤,因其善用针灸治疗疾病,被唐高宗李治召进宫做了御医。

某日,唐高宗和皇后武则天在后宫里饮酒欣赏歌舞。忽然,高宗发生剧烈头痛,并觉得天旋地转……这可吓坏了得宠的武则天,她立即派人把秦鸣鹤请来。当秦医生用望、闻、问、切四诊确定了病情,便胸有成竹地断定:唐高宗患的是"肝风上攻",引起了头痛目眩,必须抓紧治疗,首先在头顶放血才能治愈。

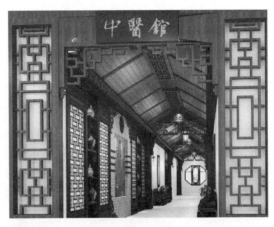

中医馆

这时,武则天大发雷霆,拍桌子对秦鸣鹤斥责道:"胆大包天,天子头上岂容你小人乱刺,快来人把他推下斩首!"唐高宗心里寻思,头痛得如此厉害,若把他杀了,谁还给我治病呢? 急忙阻止武后说:"让他试试看!"

秦医生拿出一支较粗的银针,找准穴位,立即在唐高宗头上施针,放出少许紫黑色的血液。顿时,高宗的病霍然而愈,武后也喜笑颜开地代替皇上赏赐了秦鸣鹤。

其实,秦医生在唐高宗头上选取的穴位是"百会"。该穴是"督脉'在头部的重要穴位。又叫"三阳五会""天满"。因头为诸阳之会,督脉又是督一身之阳的。根据中医的经络学说,凡人体各部位疼痛皆由于经络气血不通畅而致,所谓"不通则痛"。秦鸣鹤用针刺放血调节了经络气血,使之"通则不痛",因而高宗头痛得到"立竿见影"之效。

(四) 用针灸治"发瘕"

徐文伯曾做官至南齐东莞、太山、兰陵三郡太守,擅长针灸。宋明帝年间,一宫女患腰痛连心,发作不省人事,众多医生都诊断为"肉瘕",文伯却诊断为"发瘕",并令人给宫女灌了香油,然后用针刺了一下,宫女服香油后吐出一团丝缕头发状东西而痊愈。

（五）"许神针"针灸治心病

许希，宋代名医，擅长针灸，有"许神针"之誉称。天圣初年，宋仁宗患重病，宫廷众医束手无策，许希被召进宫，他见仁宗躺在龙床上，昏昏沉沉，即施针刺心包络。

不久，只见仁宗睁开双眼，吐出一口气，下得榻来，龙体如常。仁宗皇帝大喜，命封许希为"翰林医官"。

三、义妁针治患者名传四方

有一次，从外地来了一位腹部膨隆的患者，肚子比将要临产的孕妇还大，脐眼凸出，身躯瘦得皮包骨头，气息奄奄。

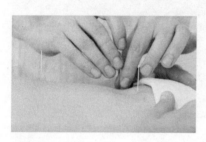

义妁对她仔细诊视后，取出几根银针，在患者的腹部和腿部一连扎了几下，又取出一包药粉撒在患者的肚脐上，用热水浸湿的绢帛裹住，并给患者喂服中药。几天之后，患者的肿胀竟渐渐消退，不到 10 天功夫，患者就可以起床活动了。

自此以后，义妁的医名便在方圆百里传开了。

神针针灸

四、外治传奇

（一）童子尿治外伤

明朝正德三年（公元 1508 年），阴云笼罩在大明王朝的上空，此时的朝廷中乱作一团。刘瑾等号称"八虎"的太监集团正在专权，大臣们都敢怒不敢言，经常被欺负得晚上回家偷着叹气，有的官员甚至因为没有给太监们上贡的银子而畏惧自杀。

就在这年的一天，在去居庸关的路上，远远地走来了一队人马，此时正是夏天，骄阳似火，炙烤着大地，路边树上的知了在无聊地鸣叫着。这队人马中，有几个军官装束的人，还有几个文官衣着的青年人，那么，他们是干什么的呢？为什么如此步履匆匆呢？

原来，这几个文官衣着的人中，就有年仅22岁的薛立斋（薛己）。当时，他是明朝皇宫太医院里的医士，因为驻扎在居庸关的军队中出现了瘟疫，因此朝廷指派太医院医官前往诊视疫情，刚刚考授医士的薛立斋就被指派前往。

一队人马正在前行，突然，前面的马匹放慢了速度，薛立斋凝神望去，只见前面的路上，出现了状况。原来，是一辆马车不知道什么缘故，翻车了，只见路旁躺着几个受伤的人（覆车被伤者七人），呻吟之声不绝于耳（仆地呻吟），旁边几个围观的百姓不知所措。

一队人马停了下来，大家你看看我，我看看你，不知道该怎么办？

一边是军队的指令，必须及时赶到，一边是受伤的百姓，如何取舍？

就在随行的军士犹豫的时候，薛立斋已经下马，一面跑到了受伤者的面前，一边对伤员们喊着："大家不要惊慌，我是太医院的医官，会马上对大家进行救治的！"

伤员们听到了，都挣扎着喊："医生，快来救救我们吧！"

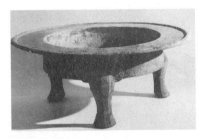

煎药器

薛立斋继续安慰大家，同时对患者的伤情略作检查，然后马上让随行的军士到边上的村落找来些小孩子。

啊？围观的人有些奇怪，这是干什么？不是要救人吗？找小孩子干什么？

倒是随行的军士心领神会，立刻开始行动。

还好，边上就是一个村落，于是众军士马上飞马去找来了几个孩子。

薛立斋看着几个孩子，心里有数了，他告诉孩子们："来，大家往这个盆里撒尿，看谁尿得多！"

旁边围观的人都傻了：皇上派来的这是个什么医官啊？人家那边躺着呢，他这让小孩子撒尿比赛玩？

再看薛立斋，他把孩子们的尿都收集了起来，然后分到各个碗里面，端到伤者面前，告诉军士帮忙："来，各位帮帮忙，趁热把这个往患者的嘴里灌（这是喝童便的诀窍，要趁热喝）！"

于是军士们大家齐动手，给伤者灌了下去，尤其是其中一位人事不省的，还特别给多灌了些。

结果，没多久，那个重伤的就醒了过来，轻伤的人也感觉好多了。

后来，这些人还特意让人给驻守军队带来了消息，他们很快就都痊愈了（皆得无事）。

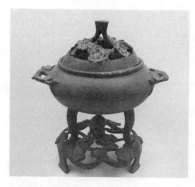

香薰

看来这个童便还真是一味良药啊，那么，身居太医院中的薛立斋是怎么会这一招的呢？原来，在那个时候，太医院的医官经常被派到各地去执行医疗任务，比如去军队里处理瘟疫等。薛立斋是个有心的年轻人，他走到哪里学到哪里，他在军队中的时候，就曾经特意问过部队里的军官，说你们操练军队，经常会碰到堕马受伤的，怎么办呢？军官就告诉他说："我们的办法就是立刻喝童便，只要是喝了童便，很快就会好的！"

于是，薛立斋就在实践中学会了一招，这个方法在他后来的行医中被屡次使用。可见，薛立斋后来成为一代名医，经验就是这么慢慢积累起来的。

（二）朱丹溪明欺暗帮治患者

一天，朱丹溪出诊。在城门外，见一群流氓正在欺负一个农民。只见一个流氓夺过旁人的扁担，趁对方不备，狠狠地朝农民后背腰脊处打去。只听得农民一声惨叫，顿时脸孔蜡黄，一个坐马跌，跌倒在地。

朱丹溪立即分开人群冲上去，接住打手的扁担，抬起脚就朝农民受伤的腰脊处踢了一脚，一边轻描淡写地说："算了，算了！"围观的人们大为惊讶。流氓们见自己占了上风，一向爱打抱不平的朱丹溪也没替农民说话，乐得下台，说："看在朱先生的面上，这回饶了你！"说罢，扬长而去。

跌倒在地的农民痛斥朱丹溪，朱丹溪见这农民自己能从地上站起来，便微笑道："不要急。我问你，当时你挨了一扁担，马上跌坐在地，你是否还记得，耳朵里发出嗡嗡之声，下肢一阵麻木"。农民说："是这样。"朱丹溪说："我踢你一脚，是因为你的腰部当时已经受损移位，如不及时复位，将会引起终身瘫痪。踢你后，你又感到怎么样？"农民想，对呀！踢一脚不是反而能站起来了吗？原来这一脚是替他治伤的呀。当下农民连连赔罪。

朱丹溪又替他检查一遍伤势，并用药替他敷贴，另外还给了一些"七厘散"，要他用酒吞服。不几天，农民的伤势果然痊愈了。

五、其他外治法

(一) 熏蒸施药法

许胤宗早年在南朝陈国为官，由于治好当时陈国柳太后的中风病而出了名。隋朝时担任了尚药局奉御。许胤宗诊治疾病时特别讲究用药，而且在用药方法上也有所创新。

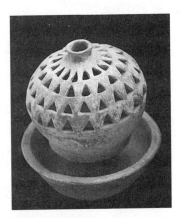

熏炉

柳太后得的是中风，中风之后面部神经麻痹，嘴也失去了正常功能，不能吃东西，更别说给她吃药了，这可难坏了给她治疗的御医。许胤宗给柳太后看过之后，就命人做了十多剂治疗中风的黄芪防风汤，其他御医看了说，明明知道太后不能喝药，还做这么多汤药有什么用啊！许胤宗笑答："虽然太后现在不能用嘴喝，但是我可以用其他办法让太后服药。"

他叫人把滚烫的汤药放在太后的床下，汤气蒸腾起来，药气在熏蒸时便慢慢进入了太后的肌肤，并从肌肤进入身体，药效逐渐发挥，达到了调理气血的作用。柳太后的气血得到调理，在被汤药熏蒸了数小时后，病情终于有了好转，其他御医们都惊叹于许胤宗竟然能想到如此绝妙的办法。

熏蒸施药法应该是我们现代雾化吸入疗法的前身，今天先进的气雾剂乃至超声雾化器都不是什么稀罕之物，不过对于一千多年以前的医家来说，能够想到这样的方法治病，真是令人叫绝的一件事。

(二) 孙思邈用蚂蟥吸血疗疾

有一天，一个小伙子的一只眼睛被什么东西撞了，立时，那只眼肿得就像一个熟透的桃子，痛得他直叫唤。

小伙子被人搀扶着来找孙思邈治疗。孙思邈一看患处已经发青，充满着瘀血。他认为应先排除瘀血，然后再用药。但是伤患的地方在眼部，用针挑吧，一不小心就会把眼球刺坏，太危险，不行。他又冥思苦想，终于想出了一个好办法。

只见他急忙跑到后院，在水池边捞了一会儿，提了几条虫拿回来，叫患者

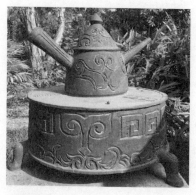

炼丹炉

躺在炕上，将那虫放在瘀血部位，旁人一看，原来是几条蚂蟥。用它怎么治病呢？真是稀奇。

眨眼之间，只见那蚂蟥蜷曲了几下，便叮破了红肿的瘀血，吸吮起来。不一会儿，蚂蟥的身子越来越粗，患者的瘀血越来越少，快要吸完了，孙思邈马上把蚂蟥拿掉，用清水洗净患处，再给敷上些药膏，叫患者休息着。

不过一个时辰，小伙子就完全轻松不痛了。他起身对孙思邈感谢道："孙医生，我的眼睛刚才肿得那么厉害，一会儿功夫就被您老人家治好了，真是神仙呀！您这种治疗方法真是奇妙，我还从来没听说过呢！"

孙思邈笑着说："这也是以前从百姓中学来的，今日恰好给你用上了。"此后，孙思邈利用蚂蟥吸血肿的神奇妙法一时盛传，他的名声也就更大了。

（三）薛雪刮痧治癫狂病

乙酉年冬天，当时有一厨师张庆得了癫狂病，把日光认作白雪，有轻微的痰出，肚痛难耐。看了很多医生均无效。薛雪来了，用手抚摸着张庆的脸，上下打量，然后说："是冷痧，刮一下便好，不用诊脉。"果然如其所说，身体出了掌大的黑斑，刮后便好了。

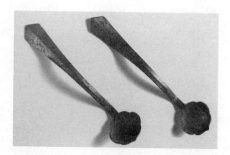

药匙

薛雪有个诗人朋友很是佩服。薛雪说："我行医就如足下写诗，靠灵感和感觉。"足可见薛雪医术精湛。

第七章 中医传说故事

一、民间传说故事

（一）缇萦救父

一天，有个大商人的老婆病得要死，硬是请淳于意治疗。淳于意一看，患者已经没救了。在大商人苦苦哀求下，淳于意还是精心给予了治疗。患者的生命拖延了几天，还是死了。

不料，大商人不但不感激，反而说是淳于意用错了药害死的，并把他告到官府。当官的收了大商人的贿赂，不问青红皂白，查抄了淳于意诊所，并把他抓到衙门，判处肉刑。所谓的肉刑就是在犯人脸上烫字、割鼻、剁掉手脚等极其残酷的刑罚。淳于意夫人得知消息后哭得昏死过去，几个女儿也号啕大哭，不知该怎么办。有些同情他们的人，也只是摇摇头说："淳大人命苦啊！生的全是女儿，要有个儿子就好了。"

九岁的缇萦是淳于意最小的女儿，3岁起父亲就教她读书写字，明白道理。她知道父亲是冤枉的，也明白官府贪赃枉法。她不相信女儿就不如儿子，于是决定到京城向皇帝告状，为父亲申冤。她的母亲和几个姐姐一听要向皇帝告状，都吓坏了……

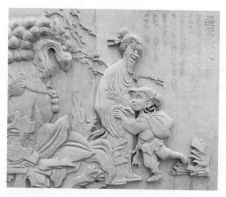

缇萦救父

当时有个明文规定：凡人命大案都要押解京城刑部审核后用刑。缇萦就以照顾父亲为名，与解差一起陪伴淳于意晓行夜宿，历尽千辛万苦才到达京城长安。父亲被投入大牢，缇萦身无分文，举目无亲，只好露宿街头，行乞度日。她一边讨饭一边寻找皇宫所在的地方……

一天早上，缇萦来到皇宫，一直往里面走去。几个站岗的卫兵看见一个蓬头垢面、破衣烂衫的小女孩往里直闯，赶紧把她拦住，大声地喝道："哪里来的小叫花子，狗胆包天敢闯皇宫，还不给我快滚！"缇萦告诉卫兵，她是来找皇帝告状的。卫兵听了哈哈大笑："小叫花子还想见皇帝？是活得不耐烦了？快滚！"

一连数天，缇萦坚持不懈地徘徊在皇宫门前，经常向卫兵哭诉父亲的冤情，苦苦哀求他们放她进去。不料此事终于惊动了前来上朝的大臣，他们被这孩子的哭诉深深感动了，就向皇帝汇报了这件事。汉文帝很感兴趣，把缇萦叫上了殿。缇萦冒死入宫上书："我父身为朝廷官吏，齐地人皆称他廉洁公正，现背罪当刑。我深知人死不能复生，肉刑致残不能复原，即使想改过自新，也无任何办法了。我愿入宫为婢，以赎父罪。"汉文帝刘恒顿生怜悯之心，立即下诏免除淳于意的肉刑。接着又向全国下达诏书，废除了肉刑。

肉刑的废除体现了社会的进步，与汉文帝刘恒察民意、得民心的政治才能是分不开的。汉文帝刘恒是历史上杰出的君王，他改革法制，重用贤良，减轻租赋徭役，奉行休养生息政策，发展农业生产，增强了汉帝国的国力。历史上有名的"文景之治"就是指他和儿子汉景帝统治的时期。

缇萦作为一名普通女子，是什么力量促使她舍生取义走出家门，千里迢迢跑到皇宫为父申冤呢？其一是"孝"，缇萦可称得上历史上著名的大孝女，后来她位列二十四孝之一。其二是"义"。缇萦深感残酷的肉刑给无数家庭带来不幸，为使更多人幸福安康，她把免除肉刑作为一种责任。没有缇萦的冒死求谏，肉刑不会废止，将有许多家庭遭受迫害。从这点上说，缇萦又可称为千古义女。正如东汉大史学家班固所赞："三王德弥薄，唯后用肉刑。太仓令有罪，就递长安城。自恨身无子，困急独茕茕。小女痛父言，死者不可生。上书诣阙下，思古歌鸡鸣。忧心摧折裂，震风扬激声。圣汉孝文帝，恻然感至情。百男何愦愦，不如一缇萦。"

大臣们商量之后,就决定用打板子的办法来代替肉刑。原来应砍去脚的,改为打五百板;原来应判割鼻子的,改为打三百板。汉文帝正式下令用打板子的方式来代替肉刑,这样,缇萦的父亲终于免受肉刑之苦了。这便是历史上有名的"缇萦救父"。

(二) 杨井传说

北宋名医庞安时对祖国医药事业所做出的贡献,历史已有记载,他的传闻逸事在浠水民间代代流传。

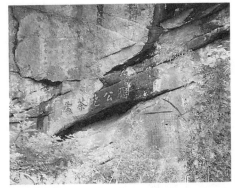

庞公井

相传,有一年大旱,浠水城郭乡杨家铺一带瘟疫流行,可庞安时发现他开的方子在别处灵验,而在这里就不灵了。他来到这里一看,才发现这里的村民吃水、用水不分开,都取自污秽不堪的塘堰,要解决问题,必须立即打井。

于是,他找到在当地行医,一个叫杨可的弟子,师徒二人一起上山寻找水源。他们两人走到一个山坡下,庞安时在一棵小树边停下来,见树旁的密密草丛,高兴地说:"你看,这么干燥的天气,此处却不断涌出清水,这不是找到了水源吗?"杨可大喜,按老师的策划设计,开始在此打井,同时请来石匠。将白石打成石井圆圈,一直从井底码砌到井口,共用了 72 个圆圈,砌成一眼深层泉水井,此井水质清冽。他再用此水煎药给患者服用,果然,药到病除。

当地村民取水食用后,男女老幼个个红光满面,疾病全无,齐赞庞安时师徒为他们做了件大好事。于是大家计议,请来一个石匠,在石碑上刻上"庞公井"三个大字,准备立在井边。当庞安时听说这事时,立即赶来劝阻说:"井是你们杨家人开,供大家用,怎么把功劳记到我的账上呢? 于是给它取了个名,就叫它"杨井"。

(三) 张仲景"祛寒娇耳汤"

张仲景在长沙做官,在告老还乡的时候,正赶上那年冬天,寒风刺骨,雪花纷飞。

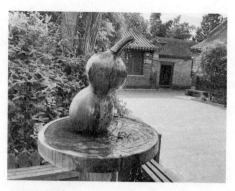

医圣祠药葫芦

在白河边上，张仲景看到很多无家可归的人面黄肌瘦，衣不遮体，因为寒冷，耳朵都冻烂了，心里十分难受。回到家后，由于张仲景的名声早已经闻名天下，所以很多人上门求医。张仲景有求必应，整天都很忙碌，虽然上门求医的人很多，可张仲景依然挂念那些冻烂耳朵的人。

经过研究，他研制了一个可以御寒的食疗方子，叫"祛寒娇耳汤"。他叫徒弟在南阳东关的一个空地搭了个棚子，支上大锅，为穷人舍药治病，开张的那天正是冬至，舍的药就是"祛寒娇耳汤"。祛寒娇耳汤当初其实就是把羊肉和一些祛寒的药物放在锅里煮，熟了以后捞出来切碎，用面皮包成耳朵的样子，再下锅，用原汤再将包好馅料的面皮煮熟。面皮包好后，样子像耳朵，又因为功效是为了防止耳朵冻烂，所以张仲景给它取名叫"娇耳"。张仲景让徒弟给每个穷人一碗汤，2个"娇耳"，人们吃了"娇耳"，喝了汤，浑身发暖，两耳生热，再也没人把耳朵冻伤了。

当初张仲景在长沙任职的时候，在平时经常为老百姓看病，很受群众的爱戴。退休以后，长沙的百姓每年都派代表到家乡去看望。

俗话说，医生难治自己的病。张仲景也是人，不是神。有一年，张仲景病了，他自己也知道，生命的灯油就要烧干了。长沙来看望他的人说，长沙有一个风水很好的地方，想让张仲景百年之后在那里安身，可南阳的人不干了，双方就争吵起来。张仲景说："吃过长沙水，不忘长沙父老情；生于南阳地，不忘家乡养育恩。我死以后，你们就抬着我的棺材从南阳往长沙走，棺绳在什么地方断了，就把我埋葬在那里好了。"

在那一年的冬天，张仲景驾鹤西去了。寿终的那天正好是冬至。当送葬的队伍走到当年张仲景为大家舍"祛寒娇耳汤"的地方的时候，棺绳忽然断了。大家按照张仲景的嘱托，就地打墓、下棺、填坟。两地的百姓你一挑、我一担，川流不息，把张仲景的坟垒得大大的，还在坟前为他修了一座庙，这就是现在

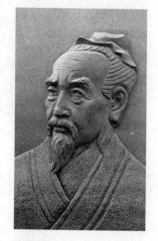

张仲景

的医圣祠。张仲景是在冬至这天去世的，又是在冬至这天为大家舍"祛寒娇耳汤"的，为了纪念他，从此大家在冬至这天都要包一顿饺子吃，并且都说，冬至这天吃了饺子，冬天耳朵就不会冻了。

现在"祛寒娇耳汤"很少有人吃了，但大家在冬至这天吃饺子的习俗却流传了下来。并且饺子的种类和形状也有了很大改进，有中国人的地方就有饺子，饺子也成了阖家团圆的代表食品，但张仲景的名字却很少有人提到了。

（四）喻嘉言巧治倒仆病

钱谦益是明代崇祯年间的翰林编修、大学士。某日，钱赴朋友的家宴回家，当轿子路过迎恩桥时，因为轿夫跌跤，致使主人倒仆在地而受了惊吓，由此得了奇疾——站立时双眼上视，头眩晕像要倒翻于地，躺下时却无异于常人，多方医治不效。

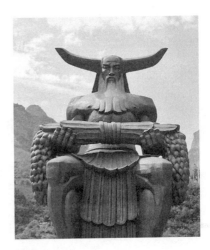

神农

当时，喻嘉言就在城里。钱谦益立刻派人前往邀请，可是喻嘉言正好出诊。过了数日，喻嘉言得讯后立刻赶到钱府，得知致病的经过和原由，便让管家把府中强壮有力善于行走的轿夫叫几个来，命家人用酒饭款待，对他们说："你们尽管吃饱喝足，接下来要做的事情，只不过是令你们快乐嬉戏一般。"轿夫吃饱后，他令轿夫分别站在庭院的四角，两人夹持主人，合力奔走，先由东奔西，再从南奔北。然后互相更换。轿夫可以休息，而主人无一刻停息。主人奔得上气不接下气，虽然疲惫不堪，但是病已霍然而愈。

当时，还有其他被聘请来的医生在场。喻嘉言当众道破玄机："这是因为跌下轿子时主人倒仆在地，肝左边受到搐摺（挫折）所致。现在扶掖他奔跑疾走，是为了抖擞经络，使搐摺的肝叶重新舒展。肝叶既复其位，那么木气舒畅，头目就安适了。此病不是药饵所能奏效的。"经过此番经历，钱谦益更加信服喻嘉言的医术，"神其术，称为圣医"。

（五）孙思邈与卢照邻

唐高宗咸亨四年（公元 670 年），已 90 岁高龄的孙思邈在他的住所——光德坊接待了一位 30 多岁的中年人,此人即是初唐文坛"四杰"之一的卢照邻。

卢照邻字升之,号幽忧子,原籍幽州范阳(今北京大兴一带),为四川新都县尉。这一年他因事进京,也住在光德坊,因此二人得有机遇相会。

卢照邻对孙思邈这位"苍生大医"的医术和博学十分钦佩,称其"道合今古,学有数术,推步甲子,度量乾坤,飞炼石之奇,洗肠胃之妙",因此"执师资之礼以事焉"。

此前,卢照邻自觉全身发痒,请了不少医生诊治也未见好转,故求教于孙思邈。孙思邈当即为他切脉,看过肤色和脸色,又让卢照邻脱下衣服检查了痛痒的部位,然后告诉他:"你果然患有恶疾啊。"卢照邻忙问:"是啥病?""就是疠风。"听了这句话,卢照邻顿时目瞪口呆,面无人色。

因为他知道,所谓疠风,就是人们常说的麻风病,是一种不治之症。接着又问:"这病你能治吗?"孙思邈安慰他说,"你放心吧,我一定想方设法为你治疗,你就住在我这里,我可以随时照看你。"就这样,卢照邻在孙思邈的住宅里留了下来接受治疗。

一日,二人在一起聊天。卢照邻说:"我曾被人陷害,坐过牢,现在又患了恶疾。我的命运真有点儿像院子里那棵生了病的梨树。前日,我把我的感想写成了一篇文章,取名叫《病梨树赋》,请老师过目指教。"孙思邈读后,摇头道:"你对疾病太悲观了,形体有可愈之疾,天地有可消之灾。我前后医治过六百多个疠风患者。其中十分之一恢复了健康。贞观年间,我把一位重病患者带进太白山,按时给他喂药,亲自给他料理生活,一百天后,他重新长出了眉毛、胡子。你的病虽然重,但只要耐心地让我长期治疗,不是没有痊愈的希望的。"他要卢照邻树立战胜疾病的信心。

但世事难料,正当卢照邻安下心来接受孙思邈的治疗时,唐高宗要到甘泉避暑,命孙思邈同行,不得不中断治疗,卢照邻也回到四川新都。不久,孙思邈又告老还乡,从此两人天各一方,未再见面,仅有书信来往。

大概五年以后,卢照邻以病辞官,来到孙思邈曾指示的太白山养病。此时,他的病情愈来愈严重,麻风病的各种症状更多地显露出来,开始是一只手麻木,

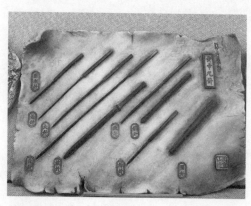

皇帝九针

后来一条腿也难于行走了。可他却听信了当地一个道士的蛊惑,服了他的"仙丹"。所谓"仙丹"的主要成分是有毒的汞(水银)、砒霜、铅等,不但没有治好他的旧病,反而使他添了新疾。他痛苦不堪,写下了《五悲》《释疾文》等作品来叙述自己的不幸。永淳元年,孙思邈逝世的消息更给了他精神上致命的打击。不久,他的病情进一步恶化,他想,与其全身溃烂,苟延生命,还不如及早了却一生,于是在武则天临朝后一个秋风呼呼、枯叶纷飞的黄昏自杀了。

孙思邈虽然未能医好卢照邻的疬风病,但他手疗六百疬风患者,尽心竭力为卢照邻诊治恶疾的故事,千百年来被传为佳话。

(六) 宋慈平反冤情

有一天,宋慈在一个已结案的卷牍中看到一桩自杀的命案。死者是一个庄稼汉,他觉得庄稼汉自杀的案例很少,必有万不得已、非死不可的遭遇,才会走上绝路,而且案卷中并无自杀的详细原因,于是他决定趁案发为时不久,重新加以审理。

第一步,宋慈先开棺验尸,发现死者腹部的伤口,进刀轻、出刀重,据仵作的说法,案发后,刀子在死者手上,但并非紧握,他更觉得可疑,其中必有曲折。因此,他探访了死者的邻居、亲友,终于查出冤情,揭发了一件强掠妇女、杀害无辜的命案真相。

原来地方上有一个名叫吴良的官宦之后,仗恃着做过户部尚书的父亲余荫,贪酒好色,胡作非为,偏巧县知事是他父亲的门生,而且为官不正,往往使作奸犯科者逍遥法外,百姓早已怨声载道。

有一天吴良看到一位姿色出众的少妇,意图染指,打听到原来她是庄稼汉的新婚妻子,助纣为虐的管家就献计悄悄将庄稼汉害死,做成自杀的样子掳走新妇。还拿出一笔银子,在衙门上下打通关节,于是一桩命案,就草草了结。吴良不但逍遥法外,还享尽艳福。

但宋慈将案子重新整理,拘捕吴良和管家治罪抵命,庄稼汉的冤情,终于平反,赢得当地民众的称赞,轰动一时。

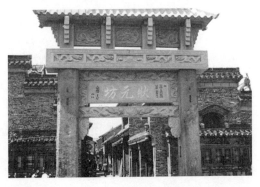

状元坊

二、李时珍的传说故事

(一) 李时珍妙用生死药救人

明代万历年间,李时珍为了撰写《本草纲目》,带着徒弟庞宪来到江西临川采药。时值深秋,天高气爽,师徒二人吃了早饭,带些干粮,就上了青莲山。

他们一爬上山,庞宪见到满山都长着药材,特别是黄精,长得枝肥叶茂,茎块硕大可爱,师徒二人直乐得合不拢嘴。正当他们忙着采药时,庞宪突然一惊,对李时珍喊道:"师傅,那边丛林中有个人,不知是死是活。"

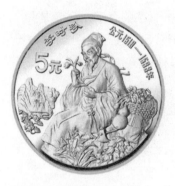

李时珍纪念币

师徒二人忙走过去一看,原来是一名女子。面色苍白,不省人事。李时珍一按脉搏,就对庞宪说:"她是饿昏的,你快去挖些黄精来,再就地捡些干柴,用水罐煮点汤灌下去,她便有救了。"庞宪煮好了黄精汤,给那女子灌了下去。不一会儿,那女子便睁开了眼睛。李时珍见了,和气地对她说:"姑娘,你一定有五天没吃东西了吧。来!我这儿有点儿吃的,你快将就着吃些吧!"姑娘畏畏怯怯地把罐里的黄精一口气吃完了,并且将罐里的水也一饮而尽。李时珍说:"这东西还是大补的哩!"这时她的手脚也灵便了,起身向李时珍师徒瞄了一眼,放下水罐,然后像老鼠避猫一样,拔腿就跑,一会儿就不见了踪影。

原来这女子名叫梅香,年方17,生得标致漂亮,只因父母双亡,被族人卖给一个名叫胡来的财主当婢女。这胡来见梅香有几分姿色,虽已年过花甲,却仍是癞蛤蟆想吃天鹅肉,要纳梅香为妾。梅香一心想着青梅竹马的阿牛哥,至死不从。这就惹恼了胡来,天天命手下人对梅香拷打责骂,想逼她就范。梅香忍受不了欺凌,就在一个月黑风高的深夜,逃出了财主的家门。她怕连累了阿牛,只好只身逃到青莲山上。由于连日以来粒米未沾,终于饿昏在地。她不知道在这个世界上除了阿牛还会有好心人,生怕又重新落入圈套,因而在她吃下些东西能够走动时,便拼命地逃跑。

第二天,梅香又偷偷地来到昨日昏倒的地方,辨认庞宪丢在草丛里的那些黄精枝叶,就按照它的形态在山中觅食。从此,她饿了就拔些黄精来充饥,渴了就喝些山泉来解渴，并且找了个山洞栖身。就这样，她不食人间烟火，在青莲山上隐居起来。

一天清晨，梅香正在山上觅食时，突然遇到一只饿虎向她扑来，她措手不及，不由自主地往上一跳。谁知这样一跳，却跳上了两丈多高的一棵大树，躲避了猛虎的伤害。

又有一天，胡来的儿子带了四名家丁上山打猎，晌午时分，衣衫褴褛的梅香被一名家丁发现了，五个人借着丛林的掩护，悄悄地向梅香包围过来。当他们突然出现在梅香面前时，梅香大吃一惊，一个箭步飞身跃起，跳上了十几丈高的悬崖，把这五个人吓得个个成了庙里的菩萨——呆立不动。

次日，胡来带了一百多人，由那四名家丁引路，上山捉拿梅香。由于青莲山北面是悬崖峭壁，他们就从东、西、南三面合围。梅香一见这个阵势，不免有些惊慌，因为这悬崖有数十丈高。一下子恐怕难以纵身跳上去。她仔细一看，幸好那崖壁的半中间有几株松树，心里的一块石头才算落地。待众人围过来时，梅香又是一个箭步，跳上了那棵松树，再从树上向山顶一纵，立即就登上了山顶。

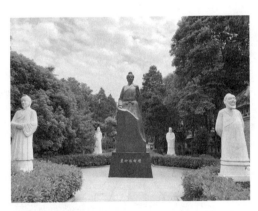

中医古代名医

这时候，山顶上恰巧有个砍柴的小伙子，他一眼就认出了梅香，说："梅香，你怎么在这儿？你把我想得好苦啊！"原来这小伙子就是阿牛。她向阿牛诉说了自己的遭遇，阿牛让她躲进了一个隐秘的石洞，又搬块石头堵住洞口。当胡来的众家丁们赶上山顶时，一见阿牛就问："刚才有个女子跳了上来，跑哪儿去了？"阿牛说："我只看见一道白光'刷'的一声向东方飞去，我以为是神仙路过，没看清是男是女。"胡来他们已经亲眼看到过梅香的身手，把阿牛的话当真了，便带人向东追去。随后，阿牛把梅香带回家去，两人结为夫妻，相亲相爱地过日子。

可是，这世上没有不透风的墙。梅香与阿牛结为夫妻的事终于被胡来知道了。这天晚上，胡来又带了家丁把阿牛家的房屋四周围个水泄不通。这时的梅香已有多日没吃黄精，那飞檐走壁的功夫也没有了，眼看阿牛已被打成重伤，梅香也被抓走了。

这天，恰巧李时珍师徒在返回蕲州的路途中，再次经过青莲山下，夜晚借宿在阿牛家里,还为阿牛治伤。当他听说梅香在青莲山野居,靠吃黄精度日时,就记起了三年前在山上救过一名女子的事。他们把这事向阿牛一说,阿牛又是感激又是伤心,当即"扑通"一声跪在李时珍面前,要他想想办法救出梅香。

当天半夜,给梅香送饭的丫头秋云偷偷跑来对阿牛说:"梅香已经绝食,连水都不喝。"李时珍听到这里,心生一计,取出当年煮过黄精给梅香吃的那只水罐,里面放些药末,避开阿牛交给秋云,说:"要想救出梅香,你得按照我说的去做。"然后仔细地吩咐一番。秋云听后,连连点头,然后拿了水罐连夜离去。

第二天早饭后,从胡家传出消息,说梅香死了。阿牛一听,哭得死去活来。李时珍心中有数,对阿牛说:"不要哭,你快去把梅香的尸体抬回,说不定还有救呢!事不宜迟,我师徒二人也同你一块儿去领尸吧!"

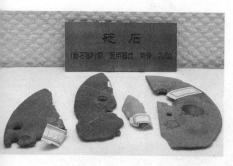

砭石
（新石器时期，医用器皿、割骨、六仙）

砭石

李时珍师徒同阿牛一起来到胡家。胡来见梅香已死,既然阿牛愿意领尸,还落得少出一副棺材,当即就答应了。李时珍趁机说道:"胡员外啊,反正这梅香人也死了,不如将她的卖身契同尸体一起交给阿牛,免得梅香的鬼魂还留在你家里惹晦气!"胡来觉得这话有理,就依了李时珍,将梅香的卖身契也交到阿牛的手里。阿牛和庞宪抬着梅香,泪流满面地出了胡家的大门。

一出胡家村,进入林间小道后,李时珍叫阿牛把梅香放下来,立即取出药葫芦,给梅香灌药。不一会儿,梅香就睁开了眼睛醒了过来。阿牛一见,连忙给李时珍叩头。

原来李时珍为救梅香,将一包用曼陀罗花和茉莉花根碾成的药末放在罐里,交给秋云,并要秋云告诉梅香,说这是阿牛从一位采药老人那里弄来的药,只要你吃了它,就能救你脱离胡家,梅香一定认识这只药罐,不会拒绝喝药的。当梅香喝药之后,就不省人事,被人认为是死了。

李时珍之所以不让阿牛知道内情,是怕阿牛哭时动不了真情,让胡来看出了破绽。同时,还帮阿牛从胡家要回了梅香的卖身契,半路上又用解药救活了梅香。终于使他们夫妻团圆。

(二) 李时珍巧试药性

一次,李时珍发现一本书上说野苎麻叶可以治疗瘀血症。他就找了两杯生猪血来做实验,第一杯生猪血中放入野苎麻叶的粉末,另一杯则什么都没有放。

过了一会儿,放了野苎麻叶粉末的猪血没有凝固,而作为对照比较的那杯生猪血却很快凝固了,野苎麻叶治疗瘀血的功效得到了初步证实。

李时珍又深入地思索:上面的实验只是证实野苎麻叶能够防凝,那么,对已经形成的瘀血块,它又有什么作用呢? 于是,他又把野苎麻叶粉末加入刚刚凝固的血块中,血块竟慢慢地溶化成血水! 这进一步证实,野苎麻叶还具有化瘀作用。这个药理试验用今天的标准衡量,也是有相当水平的。

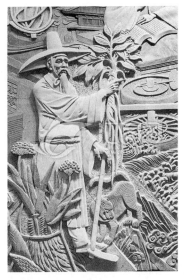

李时珍

为了检验中药凤仙子是否具有"透骨软坚"的功效,他将数十粒凤仙子放入煮鱼的沸汤中,并很快将鱼捞起,发现鱼骨变得酥烂,证实了其具有软坚功效。他还有意识地用捣烂的银杏清洗沾满油腻的器皿,发现它有清除油腻的功效。由此类推,证实银杏入肺可除痰浊。

(三) 李时珍为蛇写传

有一天,李时珍来到蕲州北面的龙峰山,那是出产白花蛇的地方,只听见捕蛇人一面唱着歌,一面寻找白花蛇的踪迹。李时珍就跟着他们,决心看个明白。

传说白花蛇喜欢吃石楠藤的叶,所以有石楠藤的地方,就可能有白花蛇出没。李时珍就跟着捕蛇人,到处寻找石楠藤。捕蛇人发现白花蛇后,捕捉的方法也很奇特。他们先从地上抓起一把土,对准白花蛇撒去,接着白花蛇像是吃了迷魂药一般,立刻盘成一团,捕蛇人先用铁叉压住蛇头,然后把蛇捉住吊在树上,用刀剖腹,挖出内脏,眼看着蛇死了,才将蛇身卷起放在竹篓里,手法干净利落。

李时珍在一旁看得清清楚楚,认清白花蛇的头是三角形,口里有四颗毒牙,背上有 24 个斜方格,腹部有黑色斑纹,和一般无毒蛇大不相同。由于白花蛇是名贵药材,历代官吏都以向皇帝进贡为借口,挨户摊派,逼着群众上山去捉。

当地流传着一首民谣:"白花蛇,谁叫你能避风邪! 州中索尔急如火,县

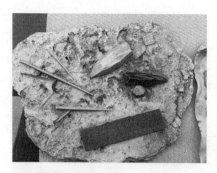

新石器时期骨针、砭石

官派人只逼我，一时不得皮肉破。"因白花蛇"其走如飞，牙利而毒"，一旦伤人，极易送命。很多人便从蛇贩子那里买来交差。

李时珍发现蛇贩子的白花蛇与蕲州当地所捉的白花蛇有些差异，便留心察辨，调查以后方知他们的白花蛇是从江西兴国的山里逮的，那地方的蛇以食小昆虫和鼠类为主，且没有毒。经过比较：两蛇都是"黑质而白章"，但蕲州蛇肋下有 24 个斜方格，且比兴国蛇稍短小；蕲州蛇死不闭眼，兴国蛇死即瞑目；兴国蛇虽有除风湿和除筋骨痛的效果，但远不及蕲州蛇的效果好。

此外，兴国蛇遍布全国，产量大，而蕲州蛇仅产蕲州，外地很少见到。他把这些鉴别要点写成了《蕲蛇传》。

从此，中药材便有"白花蛇"和"蕲蛇"两种药名，既方便后世医生的临床应用，也避免了大量误用蕲州"白花蛇"而发生中毒现象。

（四）李时珍巧识机关断奇案

明代年间，蕲州城里有个赵妈。一天，她女婿王明来看望她，她借东借西，又是油又是蛋，煮了一大碗热气腾腾的鸡蛋面招待女婿。大约一顿饭功夫，赵妈来看女婿吃完了没有，走到桌边一看，大吃一惊。原来女婿面条没吃完，就一头栽倒在地，不省人事。

王明的父亲得知儿子死在岳母家中，赶紧到县衙告状，说儿子被岳母亲家谋害。知县命人带赵妈。赵妈口喊冤枉，细说女婿倒地经过，知县听罢，感到此案十分棘手。有个衙役献计说："我们何不请名医李时珍来一视，案子或许能破。"知县认为是个好主意，立刻派人去请李时珍。

李时珍赶到出事现场，详细向赵妈了解事发经过。于是，她让赵妈再煮一碗鸡蛋面，照原样放在桌上，自己则躲在门后观察动静。桌上面条的热气直往上冒。不一会儿，只见屋梁上一条有茶杯粗的大蛇把头伸了过来，身子缠在檩条上，大嘴一张一翕，吞吸从面条碗里冒出来的香热气味。大蛇一边吞食香气，一边从嘴里滴下涎水来，涎水正好滴在碗里。

李时珍立即明白了王明中毒的原因。他一面让人把毒蛇打死，一面替王明号脉。王明中毒很深，但还有脉搏。李时珍煎一碗解毒的汤药，给王明徐徐灌下。不久,王明睁开了眼睛,经几天的调养,恢复健康,赵妈和王家万分感谢名医的救命之恩。此后,该故事一直被后人传为美谈。

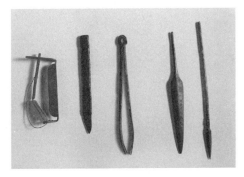

古代中医手术器具

(五) 古籍载药有误,时珍立志修本草

李时珍 20 岁那年,蕲州发生了一场严重的水灾。滔滔洪水如猛兽般冲决了江堤,蕲河两岸的千顷良田顿时化作一片汪洋。乡亲们流离失所,到处是一片哭声。洪水刚过,瘟疫开始蔓延,病魔无情地吞噬着无辜的生命。李时珍目睹惨景,心如刀绞,和父兄一道,没日没夜地救护着患者,不知把多少濒临死亡的人从死神手中抢了回来。

这天,李时珍正在诊病,突然一帮人闹闹嚷嚷地拉着一个江湖郎中涌进诊所。为首的年轻人愤愤地叫道:"李大夫,你给评评理! 我爹吃了这家伙开的药,病没见好,反倒重了。我去找他算账,他硬说药方没错。我们信得过你,你给看看。"说着把给父亲煎药的药罐递了过来:"喏,这就是药渣。"李时珍抓起药渣,一一仔细闻过,又放在嘴里嚼嚼,自言自语道:"这是虎掌啊!"那江湖郎中一听"虎掌",慌忙分辩说:"我绝对没开过这味药!"

"那肯定是药铺弄错了!"年轻人说着,就要往门外冲。李时珍忙拉住他,说道:"别去了,这是古医书上的错误。就以《日华子本草》的记载来说,就把漏蓝子和虎掌混为一谈了。""对,我开的是漏蓝子!"江湖郎中急急地插了一句。"是啊,药铺有医书为据,打官司也没用。"众人慨叹了一阵,只得把江湖郎中给放了。

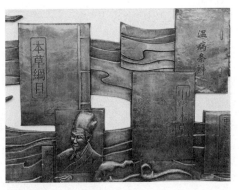

李时珍与《本草纲目》

不久,又有一位医生为一名精神病患者开药,用了一味叫防葵的药,患者服药后很快就死了。还有一个身体虚弱的人,吃了医生开的一味叫黄精的补药,也莫名其妙地送了性命。原来,几种古药书上,都把防葵和狼毒、黄精和钩吻说成是同一药物,而狼毒、钩吻毒性都很大,人吃了怎能不送命呢? 这一桩

桩、一件件药物误人的事,在李时珍心中激起巨大的波澜。毫无疑问,古医药书籍蕴含着丰富的知识和宝贵的经验,但也确实存在着一些漏误。若不及早订正,医药界以它们为凭,以讹传讹,轻者会耽误治病,重者要害人性命啊!

深夜,月光如水,烛光摇曳。李时珍和父亲在灯下倾心而谈。听了儿子的一番宏论,李言闻语重心长地说:"你想重修本草的想法不错,可是难啊。这需要大量的人力和财力,恐怕只有朝廷才有这么大的力量。何况,关于本草的书,相当浩繁,你虽然读了一些,可研究得还很不够,远远不能适应修书的要求。还是先在读书上狠下一番功夫吧,你说是不是?"

父亲的话,犹如一盏明灯,照亮了李时珍的心。在以后的 10 年中,他全身心地沉浸在浩如烟海的医书宝库中,熟读了《内经》《本经》《伤寒论》《金匮要略》等古典医籍以及历代名家著述和大量关于花草树木的书籍,单是笔记就装了满满几柜子,为修订本草积累了许多珍贵资料。

1551 年,明宗室武昌楚王闻知李时珍医术精湛,聘他到王府主管祭祀礼仪和医务。李时珍本不愿与皇亲国戚交往,但考虑到楚王也许会帮忙,使朝廷答应重修本草,于是就打点行装进了王府。不久,便因治愈楚王世子的暴厥和其他不少人的疑难杂症而名扬朝廷,被举荐担任了太医院的医官。这太医院,是明王朝的中央医疗机构,院中拥有大量外界罕见的珍贵医书资料和药物标本。李时珍在这里大开眼界,一头扎进书堆,夜以继日地研读、摘抄和描绘药物图形,努力吸取着前人提供的医学精髓。与此同时,他多次向院方提出编写新本草的建议。然而,他的建议不仅未被采纳,反而遭到无端的讥讽挖苦与打击中伤。李时珍很快便明白,这里绝非自己用武之地,要想实现毕生为之奋斗的理想,只有走自己的路。一年后,他毅然告病还乡。

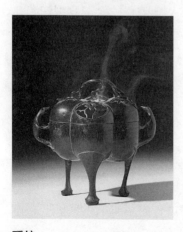

醺炉

1552 年,34 岁的李时珍着手按计划重修本草。由于准备充分,开头还比较顺利,但写着写着,问题就来了:所谓本草,是古代药物学的代称。它包括花草果木、鸟兽鱼虫和铅锡硫汞等众多植物、动物和矿物药。由于其中绝大多数是植物,可以说是以植物为本,所以人们又将药物直称为"本草"。东汉《神农本草经》成书,到李时珍诞生前的 400 余年间,历代本草学家都有不少专著问世,但却从未有一部能概括这一时期药物学新进展的总结性著作。李时珍责无旁贷地挑起这副重担,并意识到了它的分量,却仍未料到,药物是那样的多种多样,对它们的性状、习性和生长情形,很难全部心中有数。比如,白花蛇同竹子、艾叶并称为是蕲州的三大特产,可以主治风痹、惊搐、癫癣等疾病,是一味常用药物。但他从药贩子那儿买来的"白花蛇",有时是另一种蛇冒充的,跟书上描述的大相径庭。那么,真正的白花蛇究竟是什么样的呢?为了解开这个谜,李时珍曾跟着捕蛇人亲自上山,捕捉到一条白花蛇,仔细一看,果然和书上讲的一模一样。

从此,李时珍走出家门,深入山间田野,实地对照,辨认药物。除湖广外,先后到过江西、江苏、安徽、河南等地,足迹遍及大江南北,行程达两万余里。那些种田的、捕鱼的、打柴的、狩猎的、采矿的,无不是他的朋友和老师,为他提供了书本上不曾有过的丰富药物知识。

李时珍一路考察,一路为父老乡亲们治病,深受人们尊敬与依赖。有位老婆婆,患习惯性便秘达 30 年之久,虽多方治疗,终不见效。李时珍运用从民间学来的偏方,以适量的牵牛子配成药,很快就治好了她的病。还有个妇女鼻腔出血,一昼夜都止不住,怎么治也不见效。李时珍用大蒜切片敷贴患者足心,不大功夫血就不流了。这个方子,也是他从民间采得的。像这样的例子,举不胜举。李时珍深切地感到,这广阔的田野上,处处都是知识的天地,日日都会有新的收获。就这样,李时珍几十年如一日,在医学的道路上艰难跋涉,终于实现了他梦寐以求的理想:1578 年,一部具有划时代意义的药物学巨著——《本草纲目》,终于完稿了。

遗憾的是,李时珍生前并没有亲眼看到自己终身为之呕心沥血的这部巨著印行。1593 年初秋,这位 75 岁高龄的老人告别人世时,《本草纲目》还在南京由书商胡承龙等人主持刻版,直到 3 年后才印出书籍。

这部旷世名著有 190 多万字,每一个字都浸透着李时珍的心血。书中编入药物 1892 种,其中新增药品 374 种,并附有药方 11 000 余个,插图 1100 余幅。其规模之大,超过了过去的任何一部本草学著述。它综合了植物学、动物学、矿物学、化学、天文学、气象学等许多领域的科学知识。它那极为系统而严谨的编排体例,大胆纠正前人漏误的确凿证据以及继承中有发扬的科学态度,都令人赞叹不已。可以毫不夸张地说,它是中国药学史上的重要里程碑,也

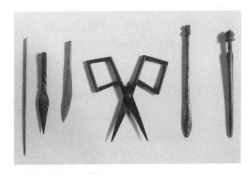

古代中医手术器具

是世界药学史上的重要里程碑。从 17 世纪初开始,《本草纲目》的盛名就在医药学界不胫而走,辗转传往世界各地,先后被译成日、德、法、英、俄、拉丁等十几种文字,被公认为"东方医学的巨典"。19 世纪著名生物学家达尔文曾评价《本草纲目》,说它是中国古代医学的"百科全书"。

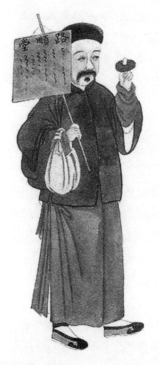

串铃行医图

李时珍的一生,成果卓著,功绩彪炳,为祖国的医药事业做出了巨大的贡献。他不仅是中华民族的骄傲,也是公认的世界文化名人。如今,蕲州雨湖南岸的李时珍墓前,有一座用花岗石砌成的墓门,横梁上镌刻着"科学之光"四个大字,这便是华夏子孙对他的最高赞誉。

李时珍在《本草纲目》原序中自述,读古书典籍,就像吃糖啃甘蔗一样,"长耽嗜典籍,若啖蔗饴",《本草纲目》一书就是在这样的情况中,增删考证而著作成功的。当《纲目》书著作将成,要贡献朝廷之时,李时珍已经 75 岁了,也自己预见了将死时期,果然很快就"遽卒"。李时珍在未逝前,写了一个上书表遗给其子建元,命他送予皇帝。

没多久,神宗万历年间,诏修国史,命令中外贡献四方文籍,建元将父亲遗表及本书《纲目》献出。天子嘉许,朝廷命礼部誉写,分两京、各省布政刊行,从此"士大夫家有其书"。本草之学从这以后才算是集大成了。李时珍遗书上皇帝的表,大略是说:历代,经久远年代后,许多的药物有同物不同名的,有同名不同物的,有难以辨识的,有些分类不对的,有些药物有毒却和那些无毒的药形态相似,增加采药困难,这都影响治病的效果。还有些历代发现的新药,以前的书中还未记载,于是增补、订正了许多药物。旧籍记载的 1500 多种,在《本草纲目》书中,增加 374 种,分为 16 部,共 52 卷。根据药物的"正名"为纲,而"附释"的则为目;再加上以集解、辨疑、正误,详细地将其出产地、药物的气味、主治都记载于书中。著作本书的参考书籍非常多,上自坟典、下至稗记,只要有攸关者,都收掇在书中。虽然称之为医书,实际是将万物以及药物的理讲明了。希望皇帝能"特诏儒臣补注,成昭代之典",如此,本书便能成为医生们的参考典籍。

李时珍晚年之时,自号"濒湖山人",著作有《所馆诗》《医案》《脉诀》《五藏图论》《三焦客难》《命门考》《诗话》。
因为他的儿子建中当官，所以他被封
为"文林郎"。李时珍不只是一位好医
生和本草家，他还是一位修神仙之术的
修炼人，每晚都打坐练功，以神仙自命。
观顾景星《李时珍传》即知："余儿时闻
先生轶事，孝友，饶隐德，晚从余曾大父
游，读书以日出入为期，夜即端坐，其以
神仙自命，岂偶然与？"时珍在《濒湖
脉学》中有一段评述张紫阳八脉经的记
载："紫阳八脉经所载经脉，稍与医家之
说不同，然'内景隧道'，惟反观者能照
察之，其言必不谬也。"正说明了修仙家

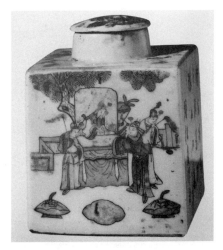

明代药瓶

所观察到的奇经八脉和医生所认知有所不同的秘密，就是反观而照察到的。

　　另外，作为精通医学和修仙者的他，很重视"奇经八脉"之秘要。所以在
他的《奇经八脉考》中，认为医生和修仙者一定要知道"奇经八脉"。他说："医
不知此，闷探病机，仙不知此，难安炉鼎。""医而知八脉，则十二经十五络之大
旨得矣；仙而知乎八脉，则虎龙升降，玄牝幽微窍妙得矣。"中国医药学是一个
伟大的宝库，蕴藏着许多珍贵的科学遗产。中国古代长期积累起来的药物知
识，大部分载入历代的本草书籍中。由于本草学中对一些药物的来源、性质、
鉴别、制法及配方的叙述，涉及广泛的化学知识，因而本草学成了中国古代及
中古时代化学的丰富内容和源泉，是中国化学史中辉煌成就的一个侧面。对
本草学做出伟大贡献的是卓越的药物学家李时珍。

三、神话传说

（一）淳于意望色诊脉传说

　　淳于意（约公元前215年—公元前140年），古代医家名。西汉临淄（今山
东淄博东北）人，姓淳于，名意。淳于意曾任齐太仓令，精医道，辨证审脉，治病
多验。曾从公孙光学医，并从公乘阳庆学黄帝、扁鹊脉书。后因故获罪当刑，
其女缇萦上书文帝，愿以身代，得免。《史记》记载了他的二十五例医案，称为
"诊籍"，是中国现存最早的病史记录。

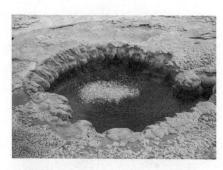

上池水

淳于意的诊断术，主要在于切脉，关于这一点，有着一个神化般的传说。

传说有一天晚上淳于意做了一个梦，梦见到蓬莱岛上旅游，不知不觉来到一所宫院，只见雕梁画栋、金碧璀璨、光辉耀眼。正觉惊异之际，来了一位小童，双手捧着一盏清水，恭恭敬敬地对他说："仓公，走累了吧？想必口渴了，请用水。"淳于意也觉得口渴，接过那一盏水，一饮而尽，刹那间感到寒透肺腑、遍体凉爽，这时抬头一看，只见大殿上面悬挂一块匾，上面写着四个大字"上池仙馆"，他忽然领悟到他刚才所喝的就是传说中的"上池水"。

上池水是一种仙水，饮了这种水可以看穿人的肺腑，所以自此之后，淳于意善于察色诊脉。

（二）孙思邈为龙治病

有一天深夜，雷声隆隆，暴雨随之瓢泼似地哗哗而下。但孙思邈修筑在高山悬崖下的茅屋木门竟在此时被人"笃笃笃"地敲得响彻云霄。孙思邈正疾书撰述，只得定住神绪思路，停下笔来，静听辨识一会儿。果然是有人在执意不断地敲着门。

"唉！如此暴雨，深更半夜，难道还有求医之人不成？"孙思邈心里说着话，急忙走过去打开门来。只见门口站口着一位白衣秀士，当时天空雷轰电闪，暴雨如注，奇怪的是这位秀士竟然衣服滴水未沾！只是他脸色一片赤红，仿佛憋着一口闷气已有许久。孙思邈就说："是你要找我瞧病吗？"这白衣秀士急忙点点头。

孙思邈即让他进屋坐下切脉，一切脉心中就犯嘀咕："嗯，这脉不浮不沉，不虚不涩，非人类之脉啊？"他皱眉摇头，百思不得其解。忽地天空中一首闪电照进屋来，那雨早就停了，孙思邈的心里也随着这道闪电忽然明白了。

便沉心静气地观察一番，即说道："你非人类吧？"白衣秀士一愣，随即镇静下来说："何以见得？""人类之脉，医书脉典载得明白，吾一向行医岂能不知？这些就不必细说。但是你这脉象实在奇怪，起如腾云驾雾，落如翻江倒海，这怎么是人类之脉象呢？"孙思邈双眼紧盯着白衣秀士。白衣秀士一点儿也不生气问道："那么真人能断定我的身份吗？"孙思邈微微一笑："你来则有电闪雷鸣、狂风暴雨相助,静则风雷电全息。你的衣服在暴雨中丝毫不湿,加之你的脉象无不显示特异属性。如我猜得无误,你定是水府之尊神龙吧?"这白衣秀士听了连连点头,佩服得五体投地!连称:"难怪真人的大名,天上地下无所不知。真是盛名之下,其实不虚!"说完急忙介绍自己的病症道:"数日之前,我因一时饿得急了,饮食匆匆,不知什么物件一下堵塞了我的食道。于是连日来苟延残喘,只能喝些稀汤以维持生命。"

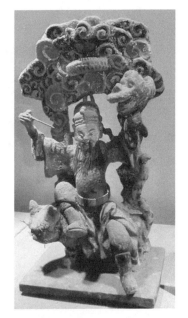

孙思邈坐虎诊龙

听了化形白衣秀士的神龙如此诉说,孙思邈略微思索了一会儿,就说:"你的病我能治好,但你必须听我的话。俗话说'良药苦口,医人手狠',不能由着你自己的性子。岐黄之道,旨在利物救命,痛苦时要能忍耐。"随即唤过童子,如此如此交代他去准备汤药,又径入内室将一切医用之物拢入袖口之中。

不一会儿,童子提着一桶汤药放在白衣秀士座前。孙思邈即督促他尽快饮服,中间不可稍息,否则此病难治。这老龙所化白衣秀士一听急忙捧起桶来,仰首闭气"咕咚咕咚"地大口饮服起来。本来他那喉头堵着,饮食都极困难,但此时竟然毫无阻碍地一口气就将那一桶汤药给灌入了肚中。随后这肚中"咕嘟嘟……"一阵翻腾,那喉头又觉忍耐不住,立即低下头来,"哇"的一声,就着那桶吐个不止。

当那白衣秀士惊疑地看到在吐出的秽物中竟有一条长蛇混杂其中时,他由衷地赞到:"真人灵丹妙药,确是手到病除!"孙思邈"哈哈"一乐道:"什么灵丹妙药,只不过一桶醋拌蒜泥而已,酸辣交加,那蛇自然待不住了。"他顿一顿,接着说:"你病根虽除,元气未服,我再为你扎上一针,即可一劳永逸。"那白衣秀士听了连声称好。孙思邈即走到白衣秀士的背后,取来一支尺余长的金针,对准他顶心偏后的位置猛地扎下。那白衣秀士一声吼叫,即化出原形来,真正一条银光鳞鳞水桶粗细的巨龙,软瘫盘结在地上动也不能动一下。那银灯似的一对大眼,定定地瞅着孙思邈。孙思邈说:"我金针拔下,你即腾身向屋内石壁猛窜。如能穿此山岩石壁,腾身云中,你的元气也就真正恢复了。"

说着话就伸手拔下那龙身上的金针,喝道:"快穿石岩!"那白龙扭动身姿

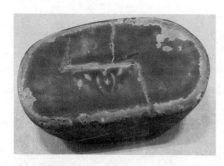

脉枕（唐代）

即向那石岩窜去，很快地向那石壁上没入身形。但是那石壁上从此也就留下了一个宽阔幽深的巨洞。不一会儿，空中传来白衣秀士的声音："真人德加异类，为神仙之榜样。我即返还府，防涝救旱，永为人类服务！"孙思邈打开门来，只见空中一道闪电，白龙身形在云际中隐约可见，一会儿便没入茫茫天空之中。

（三）董奉的传说

董奉回到豫章庐山下住，有一个人得了热病，快死了，用车拉着来见董奉，叩头哀求董奉救命。董奉让患者坐在一间屋子里，用五层布单子蒙上他，让他别动。患者后来说起初觉得一个什么动物舔他身子的每一个地方，使他疼痛难忍。这个东西的舌头好像有一尺多长，喘气像牛一样粗，不知是个什么玩意儿。过了很久那东西走了。董奉就把患者身上的布单揭下来给他洗澡，然后让他回家。董奉告诉患者不久就会好，注意不要受风。十几天后，患者身上的皮全脱掉了，全身通红十分疼痛，只有洗澡才能止痛。20天后，患者身上长出新皮，病也好了，皮肤十分光滑，像凝结后的油脂。

后来当地忽然大旱，县令丁士彦和官员们议论说："听说董奉有道术，也许能降雨。"就亲自带了礼物拜见董奉，说了旱情。董奉说："下雨还不容易吗？"说着抬头看看自己的屋子后说："贫道的屋子都露天了，我担心真来了雨我可怎么办。"县令立刻明白了，就说："先生只要能行雨，我保证马上给你盖新房子。"第二天，县令自己带着官员民工一百多人，运来了竹子木材，屋架很快立

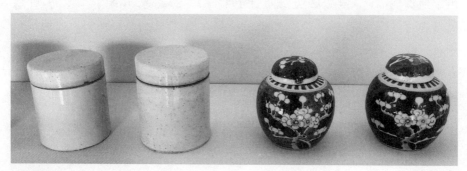

青花药罐

起来了。但和泥没有水,打算到几里外去运水。董奉说:"不必了,今晚将有大雨。"他们就没去运水。到了晚上果然下起了大雨,水把高处低处的田地都灌平了,老百姓都高兴坏了。

县令有个女儿被鬼缠住,医治无效,就投奔董奉求治,并说如果治好了就把女儿许给董奉为妻。董奉答应了,就施起法术,召来了一条几丈长的白鳄鱼,鳄鱼自己在地上一直爬到县令家门口,董奉就让随从的人把鳄鱼杀死,县令女儿的病就好了。

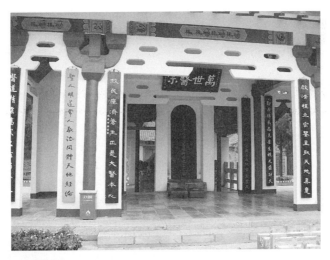

万世医宗